自己的血壓自己救

輕鬆了解最新版

高血壓臨床指引

蘇上豪 醫師

推薦序

控制好血壓，就能掌控你的健康！

洪惠風　新光吳火獅醫院教學研究部副主任

相信很多人和我一樣，最懼怕的疾病並不是心臟病，而是中風。中風後有人半邊偏癱，有人臥病在床，有人性情大變，有人影響智力，甚至有人變得痴痴呆呆。中風後不只病人自己需要面對後遺症，也會拖累全家，讓摯愛的家人都受到影響。

而多年研究顯示，影響中風最重要的因子，就是高血壓。也就是說，中風的這些後果、這些不幸，只要能提早注意血壓，把血壓控制好，往往都能避免。

理想的血壓數值到底應該是多少？最重要的因素取決於你的族群罹患中風的機會是高還是低。

國人中風的機會到底是高還是低呢？三篇東亞人中風／心肌梗塞比例的研究（STONE, Syst-China, NICS EH）顯示，東亞人中風／心肌梗塞的比率介乎四．〇到八．七倍之間，但是高加索人（簡單說是歐美白人）的四篇研究（SHEP, MRC II, STOP-H, Syst-Euro）呢，中風／心肌梗塞的比例則介乎〇．八到一．七之間。另一位學者梅島（Ueshima）二〇〇九年刊登在《循環學》雜誌的文章則比較了二十四個國家因為中風或心肌梗塞而死亡的比率，也顯示出同樣的結論，那就是東亞人比高加索人更容易中風，但比較不會心肌梗塞。

臺灣的中風機率遠高過歐美，而影響中風最重要的因素就是血壓，血壓愈低愈不會中風（當然不能太低），所以我們的血壓數值建議，自然也和外國人大不相同。二〇一五年臺灣高血壓治療指引中建議的數值，就比歐美的建議低了不少。

既然中風最重要的因素非高血壓莫屬，對於我們東亞人來說，血壓的控制自然比歐美人來說更加重要。

其實高血壓這種疾病，只要注意到它的存在，要控制其實一點也不困難，最重要的是面對它，不要逃避，不要鐵齒，該治療就治療，該吃藥就吃藥，為的不只是自己，也為了最親密的家人。

蘇上豪醫師是很特別的一個人，當醫師，就是個頂尖的心臟外科醫師；當作家，就是個金鼎獎作家，做什麼就像什麼。寫小說，寫歷史，為了推展讀書風氣，還定期舉辦讀書講座，沒有人，就帶老婆大人一起來，沒有錢，就自掏腰包，這樣上等的豪情壯志，讓我自嘆弗如，欽佩不已。

上豪兄這次又涉足了新的領域，寫起了衛教文章，他講的高血壓故事和別人都不一樣，是用淵博的知識從歷史中爬梳出高血壓的真相，告訴我們為什麼高血壓會走到現在的面貌，而在一次次改版的《高血壓臨床指引》中建議的血壓，又為什麼會變成現今的數值。

相信讀者都和我一樣，能夠從《自己的血壓自己救》這本書裡得到很多知識、很多啟發，但最重要的是，能從中獲得更多的健康。

推薦序

高血壓控制，由我做起！

徐仁熙　敏盛綜合醫院院長

二〇一七年美國醫學界的前十大新聞之一，絕對是美國心臟醫學會聯合其他九個醫學協會與醫療機構，共同發表了《二〇一七新版高血壓臨床指引》，成為二〇一四年美國國家衛生院發表的第八版《高血壓臨床指引》以後，最重大的改變！

《二〇一七新版高血壓臨床指引》與二〇〇三年發表的第七版《高血壓臨床指引》類似，把血壓分為正常血壓、血壓升高期、高血壓第一期與高血壓第二期。認為五十歲以下的成人，收縮壓小於120 mmHg、舒張壓小於80 mmHg是正常血壓；若收縮壓介於120～129 mmHg、舒張壓小於80 mmHg，屬於血壓升高期；若收縮壓在130～139 mmHg或舒張壓在80～89 mmHg，是為第一期高血壓；要是收縮壓大140 mmHg或是舒張壓大於90 mmHg，則進入第二期高血壓。而在新版高血壓標準之下，估計全美國的高血壓盛行率將從二〇一四年標準的三二％，增加到二〇一七年標準的四五％！

更重要的是，在病患可接受的情況下，血壓控制的目標下修為130／80 mmHg。依據《二〇一七新版高血壓臨床指引》，下修將能減少更多心血管疾病的發生率與心血管疾病的死亡，但也可能造成更多的治療副作用，比如低血壓和急性腎損傷或急性腎衰竭，醫療費用的支出也會上升。然而，下修的好處依然遠大於壞處，《二〇一七新版高血壓臨床指引》也成為強而有力的疾病預防策略。

《二〇一七新版高血壓臨床指引》特別強調非藥物治療的重要性，在血壓升高期就必須開始調整生活形態。如果是第一期高血壓，並有已知的粥狀硬化心血管疾病或是十年心血管疾病風險大於一〇%（詳見九十九頁），就必須調整生活形態與藥物治療雙管齊下；要是十年風險小於一〇%，則調整生活形態即可。至於第二期高血壓患者，必須接受藥物治療。所有的治療目標都是——血壓必須小於130／80 mmHg。

不同的專科醫學協會對於血壓的控制標準或許有些不同，例如腎臟科醫學會建議有蛋白尿的慢性腎病患者將血壓控制在130／80 mmHg 以下，沒有蛋白尿的患者控制在140／90 mmHg 以下。各專科醫學協會對於高血壓族群，除了使用藥物控制，也不約而同強調必須合併生活形態的調整和改變。為了因應《二〇一七新版高血壓臨床指引》，各專科醫學協會是否會再做調整，目前不得而知，不過可以確定的是，全世界對於血壓的控制標準，都將愈來愈嚴格。

蘇上豪醫師是一位醫術精湛的心臟外科醫師，非常熱衷於文學創作。在他以往的作品中，把醫學歷史的發展與趣事以深入淺出的方式寫出來，讓我們這些在醫學象牙塔中的醫師有種恍然大悟的驚喜，也讓一般民眾知道，醫學的發展原來充滿了各種血淚和光怪陸離。

蘇醫師對於大眾的健康教育也一直懷抱著高度熱忱。《二〇一七新版高血壓臨床指引》發布之後，他就非常熱心地想尋找生活、運動與飲食的改善方式，並將之推廣出去！畢竟對於血壓控制來說，調整生活形態或非藥物治療都是非常重要的，可惜並未受到醫師或公共衛生當局的重視。

我這次非常有幸能和他一起合作，共同實踐這個理想，請我們院內的復健科治療師設計簡單有效的運動、營養師規劃美味又可快速上桌的食譜，希望能讓抽象生硬的概念，化為淺顯易懂的圖像與文字，讓更多人可以了解最新的高血壓知識，也讓血壓控制可以更早、更簡單、更健康、更不求人！

自序

二〇一七年年底，由美國心臟學會（American Heart Association，AHA）領銜的十幾個醫學協會，公布了《二〇一七新版高血壓臨床指引》（*2017 High Blood Pressure clinical Practice Guideline*），它的出現動搖了我一直以來的科普寫作習慣。

從二〇一〇年起，我開始以醫療史的演進為主幹，從事科普文章的創作，迄今已出版了五本書。這些書的內容大多以過去發生的醫療事件，配合我個人的臨床經驗，來和現今的醫療狀況做一對照，期望這種「托古諷今」的對比可以達到「寓教於文」的目的，並希望讀者能藉由前人慘痛、甚至血淋淋的經驗，看清醫療本質的不完美，以及它「與時俱進」的特性，不要一直被「似是而非」、「譁眾取寵」的錯誤觀念誤導，也因此，我的文章鮮少有專業的準則教條，期盼以輕鬆寫意的筆觸，讓讀者消化艱澀的醫學概念。

上述習慣其實來自一個重要的認知，就是任何新版的醫學準則都逃不過被修訂的命運。以高血壓為例，一開始被認為需要治療的標準是160／90 mmHg，上一版的高血壓定義是140／80 mmHg，《二〇一七新版高血壓臨床指引》已降低至130／80 mmHg。另外，在高血脂的防治中，美國心臟學會一直把雞蛋視為製造膽固醇的元凶，不鼓勵民眾多吃，最近卻發布消息糾正了前述觀念，反而鼓勵大家多吃，算是對雞蛋的解禁。

相信這兩個小例子能讓讀者理解，我為何以醫療史為寫作重點，不以撰寫專業的醫學準則為主幹，省去書出版不到幾年又得面臨改寫的擔心。

我的書不管放幾年、誰來看都不會違和，還會覺得有趣，用「歷久彌新」來形容也不為過。

然而，《二〇一七新版高血壓臨床指引》公布後，媒體的報導卻翻轉了我的想法。朋友與病患深切的疑慮與不清楚的認知，甚至是不該有的誤解，讓我轉了念，希望能用書寫科普文章的方式，讓民眾輕鬆了解《二〇一七新版高血壓臨床指引》傳播的高血壓防治理念，不要對冰冷冷的指引望而卻步。

大家的憂慮與擔心往往是：標準值一旦降低，那些血壓值在臨界邊緣，或是正在接受高血壓藥物治療的人，醫師是不是會增加他們的藥物？對於前者，其實《二〇一七新版高血壓臨床指引》並不建議開藥，反而提倡更明確「生活形態的調整」（Life style modification），尤有甚者，連以往曖昧不明的主張，都換成了可遵循的「量化」指標，例如運動的方式與時間，均給予明確的指示。

《二〇一七新版高血壓臨床指引》說，做運動可以降低血壓，因此我特別邀請敏盛醫院復健科的物理治療師，為讀者設計了一套簡易的運動，更希望未來能繼續設計強度更高的運動，讓「減重」與「運動」合體，達到「瘦身」與「降低血壓」的雙重目的。畢竟身形窈窕是不少人的美夢，若能因此減重，更是《二〇一七新版高血壓臨床指引》中降低血壓的重要手段，是僅次於飲食改變的好辦法。

再者，我也想藉此機會駁斥一些錯誤觀念。不少人認為降低高血壓標準是為了逼病人多吃藥，甚至認為藥廠與醫師勾結，或是藥廠綁架醫師來加強開立降血壓藥。這不僅是中傷，更是造謠。雖然基於「不是每個人都有服用高血壓藥物的必要」與「藥物的使用是醫師專業」考量，我沒有在書中提到《二〇一七新版高血壓臨床指引》選擇藥物的邏輯與步驟，但讀者們必須了解，替病患開立適合的高血壓藥物是醫師的神聖使命，不是閉著眼睛被藥廠牽著走那樣簡單。那不但有違醫療專業的良知，更逃不過健保局幾近嚴苛的審查制度，這點還請服用高血壓藥物的民眾銘記在心。

最後要解釋的是，本書並非《二〇一七新版高血壓臨床指引》的翻譯，也不是詳述該指引所有內容的教科書。該指引是針對醫療從業人員而撰寫的重要參考文獻，除了充滿專業醫療用語，更以「模組化的知識塊格式」（Modular Knowledge Chunk Format）形式貫穿，意即把汗牛充棟的參考文獻以圖表、概要、流程圖等方式呈現出來，讓醫療從業人員得以按圖索驥，做出符合指引的決定。沒有醫學背景的人讀起來不僅吃力，而且容易感到艱澀，相信翻不了幾頁就夢周公了。

有鑑於此，我將《二〇一七新版高血壓臨床指引》的艱澀文字換成易於理解的內容，同時加上擅長的醫學史故事，希望讀者們能輕鬆無壓力地了解《二〇一七新版高血壓臨床指引》，避免被市面上似是而非的概念誤導。只不過，我略去了關於「特殊疾病」、「藥物選擇與治療」、「高血壓防治工作」等屬於專業醫療的部分，畢竟那些是醫療從業人員的專業與責任，是普羅大眾不需要了解與承受的負荷。

或許您會問，難道不怕本書被修訂嗎？我只能回答，在江湖上混，總有一天要還。平時以醫療史寫作為主，不僅插科打諢，甚至訕笑醫療前輩的奇言異行，日後我的著作受了指正，也是剛好而已。就如那句我常常引用的王羲之名言「後之視今，如今視昔」，何必在乎後面的人來指正我現在的作品呢？以自己的醫療專業，傳播符合當下的治療觀念，一如佛家所言，不正是「活在當下」的快樂嗎？

目次

導言

血壓小歷史

每當我為大眾或病患做高血壓防治相關演講時，都會分享一個有趣的故事，那就是美國總統羅斯福（Franklin Delano Roosevelt）猝死的病例。

話說一九四五年四月十二日下午，正在喬治亞州溫泉市（Warm Springs）度假中心小憩的羅斯福總統，突然覺得後背與頸部疼痛難耐，身旁的私人醫師、也是當時的心臟內科專家布魯恩（Bruenn）醫師替他量了血壓，結果發現收縮壓是300 mmHg，舒張壓是190 mmHg。

布魯恩並沒有覺察什麼異樣，還稱讚總統的心臟功能很好，僅囑咐他好好休息，認為是最近忙於國政的關係——我在此時會稍作停頓，看看聽眾的反應。

這時臺下的聽眾開始竊竊私語，一副不可置信的樣子，彷彿期待我揭開驚人的內幕。

想當然耳，羅斯福總統沒多久後便撒手人寰。當天晚上《聖路易郵報》（*St. Louis Post-Dispatch*）的記者引用了另一位總統私人醫師、專精於耳鼻喉手術的羅斯・麥金泰爾（Rose McIntire）脫口而出的話為報紙標題，他認為總統死亡的消息簡直是「晴天霹靂」。

為什麼麥金泰爾的反應會是如此呢？他在接受媒體訪問時特別強調，羅斯福總統在幾星期前的健康狀況「非常良好」（perfectly ok），並沒有出現任何危險的病徵。

最後官方宣布羅斯福總統的死因是「腦溢血」。很多人對此提出了不同的見解與質詢，有醫師想調閱病歷來參考，存放在貝賽斯達海軍醫院（Bethesda Naval Hospital）保險櫃中的總統病歷卻不翼而飛，負責保管鑰匙的三人之一便是麥金泰爾。於是乎，陰謀論甚囂塵上，為羅斯福總統猝死的原因蒙上了一層神祕的陰影。

相信您和參加講座的聽眾一樣，可能已經開始看不起布魯恩醫師和麥金泰爾醫師了。覺得他們連這麼簡單的問題都不懂，根本是未能善盡職責，因而造成了總統的猝死。但事實真是如此嗎？

雖然羅斯福總統的醫院病歷不見了，但布魯恩固定量測的總統血壓紀錄卻保留了下來，相信大家看了之後一定更怵目驚心。

羅斯福總統的健康狀況其實在第二次世界大戰期間已開始走下坡，根據布魯恩的紀錄，一九三五年，羅斯福的血壓是136／78 mmHg；一九四一年攀升到了188／105 mmHg，尤其是諾曼第登陸前不久更高達226／118 mmHg；《雅爾達密約》後，他的血壓愈來愈高，最後猝死過世。我偶爾會打趣道：「他是因為出賣了中華民國的利益，受不了良心的煎熬，所以才中風而死。」

故事講完，大家想必已了解到，羅斯福總統是因為血壓控制不好才猝死的。但是，為什麼專業的心臟內科醫師布魯恩看到這種數據，完全無動於衷呢？

這是因為高血壓需要治療的概念出現至今不過數十年光景，用現今的標準來苛責布魯恩或麥金泰爾是強人所難。在他們接受的醫學教育裡，根本就不知道什麼是「需要治療的高血壓」。當時認為病患的腎功能受損之前，通往腎臟的血流會變差，血壓一定會飆高，因此血壓升高這件事，對身體而言是代償現象，反而是種重要的保護作用。

誠如一九四六年知名醫學教科書《提斯臨床醫學》（*Tice's Practice of Medicine*）所言：「也許血壓升高不見得是對心、腦、腎維持正常血流的保證，但降低血壓通常是弊大於利，大多數高血壓的病例還是不要治療比較好。」

讀到這裡，相信您對高血壓的認知，很可能因為時空錯亂而產生諸多疑問。為了陳述完整的概念，接下來我將試著把西方醫學對於血壓的認知，以及高血壓治療的歷史發展做個簡單交代，讓大家了解我們是何其幸運，能夠享受科學研究的成果。

西方醫學對於血壓的認知

在西方醫學之父希波克拉提斯（Hippocrates）所屬的古希臘時代，醫學仍然是和巫術相去不遠的學問，雖然希波克拉提斯將醫學研究獨立出來，對後世的臨床醫學貢獻良多，但當時奉行的仍是古希臘哲學家將古埃及醫學與美索不達米亞醫學的概念系統化後所形成「體液學說」（Humorae theory 或 Humorism），也就是認為人體是由四種體液構成——代表「空氣」的「血液」、代表「火」的「黃膽汁」，這兩種屬於溫暖和乾燥的物質；以及代表「水」的「黏液」和代表「土」的「黑膽汁」，這兩種屬於寒冷和潮溼的物質，人體內這四種體液若失去平衡，就會生病。

我們現在看這種學說會覺得不切實際，不過那時關於「身體循環」的概念也同樣令人咋舌。當時的醫師普遍認為，肝臟是人體內的造血器官，可以源源不斷製造血液，接著血液會被送到心臟，心臟代表的是人體的「火爐」，會將血液像水一樣「燒開」，所產生的氣體則會被送到肺，因此肺的功能就如同煙囪，能將廢氣排出體外。

無怪乎早期西方醫學將「放血」當成常用且重要的治療手段，認為身體的不適，尤其是發燒，是因為心臟這座火爐功能不良或是「過熱」所造成，因此應該減少送到那裡的血液。這種「放血」並非像中醫那樣，僅用針扎，擠幾滴血就了事，通常是用柳葉刀劃開血管，放出三百到五百毫升才看得到效果。更有甚者，醫師會依照病患的症狀，假定是某個器官出了問題，配合隨身攜帶的「星座圖」，找出相對應的人體位置，切開該處血管，才算完成治療。

上述醫學理論是西方近二千年的傳統，讀者若看到某位中世紀的醫學大師也是天文學家，或看到有人將黑死病或瘟疫認為是「天有異象」、「星座運行異常」，真的不必太過訝異。沒有這些基礎，成就不了古代的西方醫學。

時至今日，這種謬論仍如鬼魅般糾纏著我們，只不過主角從醫師換成了星座專家，每天在電視跑馬燈上貼心提醒各個星座的人，今天應該注意身體哪個器官可能發生問題——這種中世紀的人才相信的蠢話，希望讀者們可不要信以為真。

總之，就算希波克拉提斯被問到「什麼是血壓？」他大概也只能摸摸禿頭，再怎麼絞盡腦汁也回答不出來吧?!

那到底是誰先提出了血壓的概念呢？這就不得不提到十七世紀的英國醫師威廉・哈維（William Harvey），因為正是他率先矯正了「心臟是火爐」的錯誤概念。

師承義大利解剖學名師法布理休斯（Hieronymus Fabricius）的哈維，對於老師主張的「血管內的瓣膜就如同控制水量的防洪閘門」產生了相當大的疑問，因為老師只想到「如果沒有血管瓣膜，血液就會失控地往身體下半部流動」，使得上半身營養不良。照理說，法布理休斯的理論和古老的醫學概念不同，哈維應該是獲益良多，情況卻正好相反，這讓他心中產生了更大的疑問。

為了了解箇中祕密，哈維回英國後展開了大量的解剖工作，就連自己死去的父親與姊妹也不放過。無奈的是，冰冷的大體無法給哈維解答，於是他開始進行活體解剖，找上了大街小巷的流浪貓狗，用食物騙牠們上鉤，然後一個個活生生解剖，期盼解答血管內瓣膜的疑問，但這些動物不僅會扭動身體，而且心跳太快不容易觀察，因此沒有什麼重大的發現。

最後哈維找上了冷血動物，如鰻魚、蛇、烏賊，因為牠們的心跳較慢、比較固定，也終於讓他觀察到了心臟的跳動。哈維發現，舒張期會微微變紅，此時心室充滿血液；等到收縮期，血從心臟擠出就會變白，因此在一六二八年提出著名的「心血運動論」（De Motu Cortis），正確指出人體的血液循環是由心臟打出來後，再經由全身回到心臟，並非古代醫學理論所言，肝可以源源不斷製造血液，送給心臟「燒開」。

可惜，哈維的創見無法引起大家的興趣，放血依舊如故，直到二百年後才慢慢式微。

哈維雖然正確解釋了人體的血液循環，卻沒有提到任何血壓的概念，我想最重要的原因是他沒有合適的測量工具，直到約莫百年之後，一位心血來潮的科學家才讓我們見識到什麼是血壓。

我們的主角是英國博學家史蒂芬．霍斯（Stephen Hales），他是個興趣廣泛的研究者，專精天文學與植物學，對於植物的靜力學研究（即根部的水分如何到達枝葉）有傲人的成就，自然也將觸角延伸到動物身上。

一七三五年，他在僕人的幫助下，將一匹躺在地上固定好的母馬血管切開，置入了一根套著細玻璃的黃銅管，結果發現血液可以衝到八呎三吋（約二．五公尺）高，而且會隨著心跳上上下下。

不過，這只是霍斯不知為何想到的實驗，他終究對植物比較有興趣。我想他如果是醫師出身，人體血壓的研究史或許就改寫了也說不定。

聰明的讀者會問，那到底是誰對人體血壓做出系統性的研究呢？很不幸的，我們又要把時間往後約一百年，靠著法國科學家泊肅葉（Poiseuille）對血壓的研究，人們才知道，即便是腸胃道小如二公分直徑的動脈，也和大動脈一樣有著相當的壓力，因此腸胃道血流的維持不是靠管腔大小，而是血壓。泊肅葉因為證實了上述現象，獲得法國皇家醫學會的金牌獎。

此外，正因為測量時使用的是以水銀為媒介的壓力計（水銀比重是水的十三．六倍），所以日後的血壓計量單位都以 mmHg（Hg 是水銀的化學式）為主。

然而，那時候測量血壓相當麻煩，必須要用切開血管的方法來測定，不僅不方便，更不實用，於是泊肅葉以後的科學家們紛紛針對非侵入的方式不斷進行研究與改良。終於在一八九六年，義大利的天才醫師理法·霍奇（Rivo Rocci）利用壓脈帶（CUFF）連接上水銀壓力管，設計出今日水銀式血壓計的雛型，讓量血壓成為一件方便省力的事，這時離哈維提出的「心血運動論」已經超過二百五十年了。

混沌不明的高血壓

從十九世紀中末葉開始，西方醫學逐漸知曉人類血壓的量測，尤其是霍奇醫師發明了方便的水銀血壓計之後，很多人已經開始討論血壓，可惜醫界不要說是了解血壓的定義，對於量測血壓這件事也依然興趣缺缺。主流意見則停留在觀望的態度，就如同當時的《英國內科學雜誌》（*British Medical Journal*，ＢＭＪ）某位編輯所言：「量測血壓會讓醫師怠惰，更會弱化了臨床上判斷的敏銳度！」

不過，仍有部分醫師細心量測病人的血壓，發現高血壓似乎和心血管疾病，甚至是慢性腎病變有關。可惜當時醫界的研究方法不夠標準化，因此「高血壓」的認知和今天的觀念可謂天差地遠。舉例來說，一九一一年，著名的德國心臟生理學家歐托・福蘭克（Otto Frank）創造了一個名詞叫「必要性高血壓」（Essential Hypertension），認為高血壓是種代償作用，是身體為了對抗那些收縮的小動脈所造成的組織缺血，不得不進行的必要作為，並被醫界沿用好長一段時間。

福蘭克的觀念也影響了「近代內科學之父」威廉・奧斯勒（William Osler）。奧斯勒醫師創立了現今仍實行的住院醫師制度，也是美國知名約翰霍普金斯醫學院（Johns Hopkins School of Medicine）的創院四巨頭之一，他在一九一二年的格斯拉高南方醫學會（Glasgow Southern Medical Society）演講中說，高血壓和血管硬化有關，但並不是真正的病態，他說：「高血壓是必須的——它只是一個單純的機械因素，如果可能的話，把這種將高血壓視為病症而且需要治療的觀念，從你的腦袋剔除吧！」

學者西奧多・柯契（Theodore A. Kotchen）認為，奧斯勒醫師的錯誤解讀不僅阻礙了高血壓的研究，同時也對它的治療失去了先機。我卻認為柯契言重了，就算奧斯勒醫師體認到高血壓的重要性並提出治療方式，那些治療方式也不可能是好的，因為當時的科技除了一些似是而非、誤打誤撞的治療之外，簡直是乏善可陳，這點後面還會詳細提及。

講了這麼多，到底是誰先提出具體的證據，把高血壓認為是一個對生命有害處的危險因子呢？答案雖然是醫師，但可能會令讀者大失所望，因為這個人並不隸屬於任何一個醫學組織，而是美國西北互助人壽保險公司（Northwestern Mutual Life Insurance Company）的醫療顧問費雪（J.W. Fisher）。

西北互助人壽保險公司早在一九〇六年就將血壓當成民眾申請保戶時的必要檢查，而在分析了理賠資料之後，費雪在一九一一年寫下：「血壓檢查在人壽保險申請是十分重要的，而且在不久的將來，任何有發展的人壽保險公司都必須將它列入應有的檢查之內。」

一九一四年，費雪將一九〇七年到一九一三年西北互助人壽保險公司的相關資料分析，發表在《美國內科學雜誌》（*Journal of American Medical association*，JAMA）上，這篇分析文章雖是觀察結果，卻極具參考價值。文中提到，收縮壓超過160 mmHg 的保戶，死亡率大概是同年齡層的兩倍左右，因此他將申請入保的條件限縮，只要超過同年齡層的平均血壓15 mmHg，便會退回其保險申請。

另外，一九二五年於紐約舉行的人壽保險公司醫療負責人與精算師的聯合會議中，不只把高血壓視為危險因子，更把它和肥胖結合，認為超出平均體重的人，血壓也比較高，兩者都高的人更容易比同年齡層的人有高死亡率。這份報告隨後也刊登在美國精算師學會的刊物裡。

或許是出於不信任其他專業，又或許不喜歡人壽保險公司的唯利是圖，上述發現一直無法獲得主流醫界的認同，高血壓是危害身體的重要因素，仍然寫不進醫學教科書裡。因此看到一九三一年《英國內科學雜誌》

編輯黑（Hay）醫師說出「高血壓造成的危險僅存在於它的發現過程，因為之後有些笨蛋試著想去降低它」這種論述，讀者應該也不會覺得奇怪了。

讀到這裡，您還覺得羅斯福總統死得很冤枉嗎？

醫學界何時才正視高血壓的問題？

究竟到了什麼時候，醫界才開始把高血壓當一回事？正視它造成的危害，並努力尋求解決之道呢？

其實這個問題的答案並不是由醫界本身決定，而是美國以國家之力介入以後，才讓問題有了改善。在二次世界大戰之前，不要說高血壓，醫師對於心血管疾病的治療與預防根本一籌莫展，這樣的窘境可以從一九二七年在美國紐約執業的威廉·蒙里（William Munley）醫師發表在《美國公共衛生期刊》（*American Journal of Public Health*）的文章中看出端倪。

蒙里醫師統計了一九一〇年到一九二五年之間，紐約市民死於心臟血管疾病患者的人數，驚訝地發現死亡人數比率從每十萬人中有一百七十五人上升到二百六十六人，十五年間增幅約五〇％。他估計當時全美大約有二百萬人受到心血管相關疾病的困擾，語重心長地寫下：「我們還無法確立那些關於預防退化性心血管疾病的方式，但不否認有太多人談到了身心壓力與現今生活模式造成的神經緊張，使得人們有高血壓與血管硬化的毛病，……不過截至目前為止，我們對於這些已知的病症沒有任何預防方法，能夠促使人們正確地過生活。即使我們無法治好這類疾病，但對於如何解決這些苦痛並延長人們的壽命，還是要懷抱著希望……」

這種懷抱希望的心態，以及看著病人眼睜睜在自己面前死去的窘境，其實才是那時候大多數醫師面臨的狀況。有鑑於問題日趨嚴重，在美國國家心肺血液研究所（National Heart, Lung and Blood Institute，NHCBI）主導下，於一九四八年選定麻塞諸色州的佛雷明翰市（Framingham），以其中三十歲到六十二歲的五千二百零九位居民為對象，展開了大規模的研究，這些人每兩年都要接受一次詳細醫學檢測，參與的專家不單量度他們的生理健康指標，還會詳細記錄他們的起居飲食習慣，這就是舉世聞名的佛雷明翰心臟研究（Framingham heart study，FHS）。

到了一九六〇年代初期，佛雷明翰心臟研究已明確指出，「高膽固醇、高血壓、心電圖及抽菸」會增加心血管疾病的風險，這個結果促使了美國「國家高血壓教育計畫」（National High Blood Pressure Education Program，NHBPEP）的成立，將高血壓研究特別獨立出來，不僅要找出高血壓的定義，合適的照顧與治療，並期盼提出有效的公衛政策。

美國國家高血壓教育計畫的努力，加上很多國防高科技在二次世界大戰後流出與民間分享，讓高血壓防治進入了一個新的里程碑，尤其，美國國家高血壓教育計畫成立了「國家高血壓監測、評估及治療聯合委員會」（Joint National Committee on Detection, Evaluation, and Treatment of High Blood Pressure，JNC），從一九七七年開始不斷發布《高血壓臨床指引》，二〇一四年時已提出了第八個修訂版本（JNC8）。而到了二〇一七年十二月發布《二〇一七新版高血壓臨床指引》時，已不再用數字標記（否則應該稱JNC9），反而使用年分來表示公布的時間，推測是為了配合美國心臟學會的關係，美國心臟學會在訂定各種心血管疾病的治療準則時，都是以發表年分做標記。

高血壓的治療演進簡史

雖然主流醫界一開始並未提倡治療，但不表示沒有醫師試著去治療這類病人，畢竟罹患高血壓而存活下來的人，不少都產生了併發症，諸如腎功能受損、眼底出血等。然而，如同前文所說，由於缺乏國家之力介入，這些醫師的努力大多自曝其短，提出的治療方式全都無法完整有效地對抗高血壓。

但在各種治療方法中，以飲食的改變最為有用，這點在今日的高血壓非藥物防治中也依然存在。早期的飲食是以限鹽為主，不過到了一九三九年，美國杜克大學的沃特・坎普納（Walter Kempner）醫師設計了一套包含白米、水果、蔬菜的低熱量、低鹽與低蛋白食譜（意即所有食材都用清蒸，沒有什麼調味），希望以此改正患者的高血壓狀態，被稱為「坎普納飲食法」（Kempner Diet）。

坎普納飲食法的發明原本只是為了短時間的治療，而且必須嚴密監測病患，以預防發生營養不良的情況。不過，一九四二年的某次意外，卻讓坎普納飲食法成為當時一個不可忽視的選項。

一位罹患慢性腎炎的三十三歲女性接受了坎普納醫師的建議，利用坎普納飲食法來改善眼底水腫與高血壓，但醫師濃重的德式腔調英語使那位女病患誤解了醫師的意思，竟然將兩星期的食譜維持了兩個月，對這種清淡無味、令人不敢領教的飲食，發揮了超乎常人的忍耐力。

結果，複診時的女病患讓坎普納醫師嚇了一大跳，因為她的血壓從192／120 mmHg降到124／84 mmHg，不但眼底出血與水腫明顯改善，胸部X光片更顯示心臟肥大的情形也不見了。

從此以後，坎普納飲食法搖身一變，被媒體追捧成一種可治百病的選擇，可惜沒有多少人耐得住這種療法。我的解讀是人生苦短（當時的平均壽命不到五十歲），很多人都認為，如果要吃這種清淡無味的飲食終老，還不如放縱地快樂活下去，能撐多久算多久。

當然，外科醫師在早期對抗高血壓的戰爭中也沒有缺席。一九四〇到一九五〇年代，基於高血壓可能是因為「交感神經過度反應」的想法，不少外科醫師如哈瑪史頓（Hammarstrom）、貝克嘉德（Bechgaard）等人，前仆後繼地替病人做「交感神經幹切除術」（Sympathectomy）。想當然耳，這種過度簡化高血壓理論而得到的治療方式，不只造成了病患的痛苦，抗壓效果也維持不了多久。更有異想天開的外科醫師，試圖利用「部分腎上腺切除術」（Partial Adrenalectomy）或「全腎上腺切除術」（Total Adrenalectomy）來控制血壓，除了效果不佳，也全部都被之後的降血壓藥物打敗了。

《高血壓臨床指引》的發布

劃時代的高血壓治療計畫從一九六〇年代中期展開，在美國退伍軍人協會的資助下，由弗瑞斯（Edward Freis）醫師主持，該臨床治療研究分別選擇舒張壓大於115 mmHg，或介於90～114 mmHg的患者給予投藥治療，結果發現兩個群組的患者血壓下降時，心血管疾病的發生率也有顯著的下降，算是對於什麼是「需要治療的高血壓」有了明確的界定。

回顧過往，我們會看到，在一九七七年首次發表的第一版《高血壓臨床指引》（JNC 1）中，著重的是舒張壓大於105 mmHg的病人，該份報告不但只有薄薄的三十四頁，而且藥物的選擇只以利尿劑為主。

然而，隨著每四到五年蒐集最新的醫學研究進行修訂，截至二〇一七年底的《二〇一七新版高血壓臨床指引》已經突破了四百頁，不只條理分明，還依據各種不同狀況提出建言，參考資料之多、參考性之高，早已不若第一版那麼乏善可陳。

《二〇一七新版高血壓臨床指引》不只降低了高血壓的門檻，認為130／80 mmHg 以上的血壓就必須注意，對於非藥物的高血壓治療方式也特別「量化」（意即有數字可遵循，例如飲酒不要超過每天十四公克酒精），強調的是患者要勤量血壓，訂定明確的追蹤期限，以及為特殊患者如老人、慢性腎病患者、糖尿病患者等，建議更明確的遵守原則。並非如坊間所誤解的，醫師要盡早將高血壓患者收編，讓病人吃一輩子的藥。

不管各位覺得如何，我都認為《二〇一七新版高血壓臨床指引》相當重要，因為它可是自一九四八年開始，美國傾國家之力，加入歷來最新研究以後，不斷修訂而成的準則。書中為了消化大量資料，很多內容都以樹狀圖、大綱的方式條例，方便不想看繁冗文字敘述的人輕鬆閱讀。而我的責任除了再次消化《二〇一七新版高血壓臨床指引》，把它轉換成適合臺灣讀者易於閱讀的內容，同時也將它簡化成高血壓患者容易遵從的章節，免得大家打開書看沒幾頁就呵欠連連，把它當艱澀的醫學參考書丟開。

第一章

血壓的測量與記錄

測量血壓的工具

所謂「工欲善其事，必先利其器」，能夠正確診斷高血壓的第一個條件，便是有良好的診斷工具。因此在談血壓的測量之前，有必要先介紹一下血壓計。目前臨床上使用的款式有兩種，第一種是水銀式血壓計，第二種是電子式血壓計。

水銀式血壓計

顧名思義，水銀式血壓計就是以水銀當成壓力測量媒介的血壓

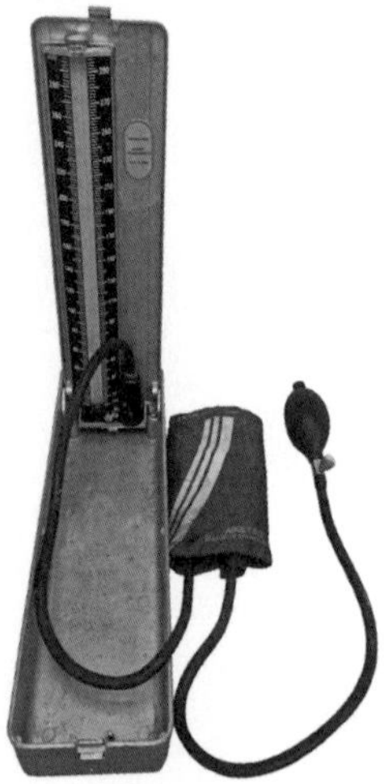

計，基本構造有壓脈帶、囊球、連通管道與充滿水銀的基座。

量測人員使用水銀式血壓計時，必須先將壓脈帶合適地繞著受測者的上臂固定，並將聽診器置於肘部動脈的位置，然後再將囊球不斷打氣，直到壓力超過受測者的收縮壓為止。

接著，囊球會以大約每秒 2 mmHg 的速率慢慢洩氣，量測人員則透過聽診器分辨動脈克服壓脈帶的壓力所造成的聲音（即臨床上的五段柯氏音），依此記

五段柯氏音（Five Korotkoff Sounds）

第一段	首先出現微弱，但反覆增加強度的輕拍聲，至少持續兩個心跳，此時即受測者的**收縮壓**
第二段	在第一段聲音後出現的窸窣聲
第三段	在第二段聲音出現後的尖銳聲，強度可能超越第一段聲音
第四段	第三段聲音之後突然出現的軟綿綿悶聲
第五段	聲音完全不見的那一點，即可記錄為**舒張壓**

錄受測者的收縮壓與舒張壓。柯氏音是一九〇五年由俄國醫師尼克萊·柯洛特寇夫（Nikolai Korotkov）發現的，一直以來都是水銀式血壓計判定收縮壓與舒張壓的重要方法。

雖說水銀式血壓計相當準確，深受醫療人員重用，但並非沒有缺點。誠如其量測方法所顯示，檢查人員的聽力與囊球的洩氣速度會影響其準確性。不過，正因為水銀式血壓計是用壓脈帶直接壓迫血管來進行測量，在壓脈帶消氣之後，若覺得結果有疑問，可以立刻把囊球重新打氣，再測一次。不像電子式血壓計是間接測量，必須在第一次測量完之後，休息一、二分鐘，然後才可以重新測量，以避免誤差太大。

水銀式血壓計是二十世紀最重要的血壓計，所有病患的血壓都是由它來測量，向來是「黃金準則」。不過，由於電子式血壓計的科技愈來愈進步，再加上環保意識抬頭（水銀有毒，對人與環境有害，臺灣目前的水銀式血壓計皆受政府嚴密監控），水銀式血壓計已逐漸被淘汰。

電子式血壓計

目前市售的電子式血壓計大多是共振式（oscillation）量測，壓脈帶固定於受測者上臂後，打開測量鍵，電腦啟動壓脈帶充氣，等到其壓力超過人體收縮壓後，再以大約每秒2～3mmHg的速率洩氣。由於血管的壓力在突破壓脈帶時，會造成壓脈帶內氣體的體積變化，連動的壓力感受器就會得到訊號，再透過電腦運算，找出受測者的收縮壓與舒張壓。

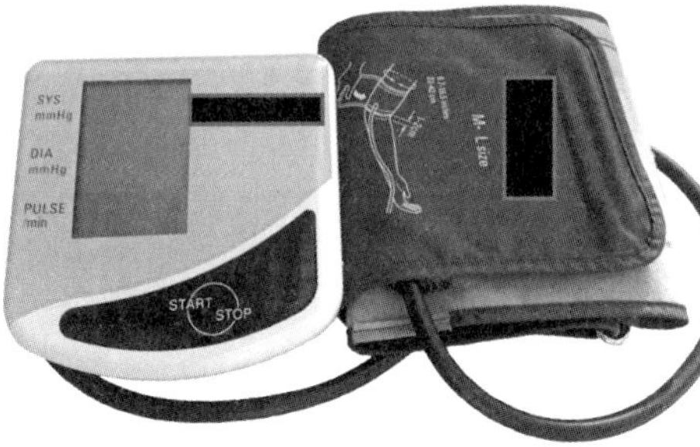

由於這種測量是靠血管搏動改變壓脈帶內體積的振幅所演算出來，因此在臨床上亦可稱為「搏動體積紀錄」（Pulse Volume Recording，PVR）。

而從上面的解說能得知，血壓數據是靠血管搏動造成壓脈帶內的氣體體積變化共振後才得到的，因此壓脈帶的大小很容易影響演算出來的數字。有鑑於此，《二〇一七新版高血壓臨床指引》特別要求，每個人在選擇電子式血壓計時，要先用皮尺量一下自己上臂的圓周直徑，再配合血壓計的仿單（如下圖，摘錄自衛福部網站）選購適合自己的血壓計。廠商有時候也會直接將適用範圍標示在壓脈帶上（如左頁圖）。

目前各大醫院或診所擺放的隧道式血壓計，同樣屬於共振式

ABC 電子血壓計
ABC Blood Pressure Monitor

衛部醫器輸（製）字第 xxxxxx 號

使用前請務必詳閱原廠之使用說明書並遵照指示使用。

【產品敘述】

本產品為上臂式壓脈帶血壓計，透過示波振盪法量測患者的血壓和脈搏速率，可於居家使用且為一非侵入式血壓量測系統。

【效能】

本產品利用包覆於上臂的充氣壓脈帶，量測成人心臟收縮和心臟舒張的血壓以及脈搏速率。

【禁忌症】

不建議將本產品使用在患有嚴重心律不整的患者。

電子血壓計，為了符合大部分的測量者，壓脈帶往往做成像隧道一樣，才能讓手臂不同粗細的病患使用。

不過，既然已經了解電子式血壓計的原理，大家應當明白，使用這類血壓計時，其實非常容易受到外在環境的影響，如受測者的衣物厚度，或在測量中說話、打噴嚏，甚至挪動屁股等，都會影響測量結果。

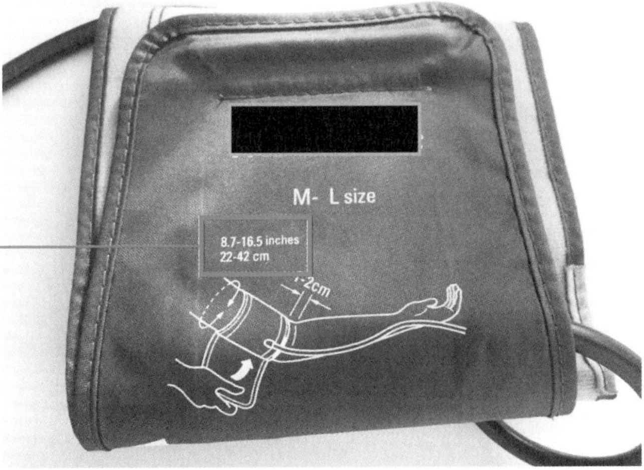

已標明
適用範圍

血壓測量的種類

這裡說的血壓測量種類，其實講的是「誰」替患者在「什麼地方」所測得的血壓值。《二〇一七新版高血壓臨床指引》特別解釋，可分成「診間血壓測量」（Office Blood Pressure Monitoring，OBPM）、「活動式血壓測量」（Ambulatory Blood Pressure Monitoring，ABPM）及「居家血壓測量」（Home Blood Pressure Monitoring，HBPM）三種。

▶診間血壓測量（OBPM）

「診間血壓測量」就是看診時，由醫護人員用標準方法測量患者所得到的數據，一直以來都是高血壓的診斷與治療成效最好的指標。在文獻裡，診間血壓和另外兩種血壓相比，診間血壓往往會稍微高一些（詳見下表）。

這種情況在臺灣尤其嚴重，因為臺灣民眾就醫太方便了，常造成診間人滿為患，除了醫護人員不見得能在診間替每一位患者量血壓之外，如果使用醫院提供的隧道式血壓計，情況往往是「人馬雜沓、爭先恐後」，所量得的血壓值一定會比較高。

診間血壓	120/80	130/80	140/90	160/100
居家血壓	120/80	130/80	135/85	145/90
日間活動式血壓	120/80	130/80	135/85	145/90
夜間活動式血壓	120/65	110/65	120/70	140/85
二十四小時活動式血壓	115/75	125/75	130/80	145/90

《二〇一七新版高血壓臨床指引》建議的標準量測血壓方法如下——

一、患者自身的準備

除了量血壓前要有五分鐘以上的適度休息，測量之前三十分鐘應避免喝含有咖啡因的飲料、運動與抽菸，患者也不能有尿意，必須在檢查前排空膀胱。雖然《二〇一七新版高血壓臨床指引》沒有特別提到，但大吃大喝或肚子痛有便意時，也不要急著量測血壓。

另外，量血壓之前應該脫掉厚重衣物，坐在有靠背的椅子上，雙腳自然擺放，不要蹺腳。準備量測血壓時則要保持緘默，以平緩心情面對。

二、量測血壓的適當方法

使用校準過的血壓計是必備條件，然後應將手平放在桌子上，待量測人員將適當大小的壓脈帶固定在上臂上，並讓壓脈帶和心臟保持同一高度。

但是，到底要用哪隻手來量測血壓呢？有人說左手，有人說右手，各有擁護者，正解應是「血壓高」的那一隻手。如果你不知道自己哪一隻手的血壓比較高，第一次量測時必須雙手都量，知道結果以後，就以血壓較高那隻手的數值做為追蹤參考。

臨床上，正常人的雙手血壓值可能會相差到20 mmHg，如果雙手的血壓差距高於30 mmHg，請務必告知醫師，免得錯失檢查出上臂「動脈狹窄」的情況。當然，這裡也必須提醒取巧的病患，不要利用雙手的血壓差來愚弄醫師，畢竟若有什麼閃失，受害的還是自己。

三、如何記錄量測血壓的數值？

《二〇一七新版高血壓臨床指引》建議，第一次量測完之後，過一到二分鐘再量一次，然後將兩次的血壓加總再平均，就是血壓值。有些患者不甘心自己的血壓值不夠好，因此可能會多量幾次，如同前述觀念，每次間隔至少要一到二分鐘，加總之後再取平均值。

然而臨床上，在診間時大概無法讓患者為所欲為地多量幾次，只有自己在家量測血壓時才有可能。提醒大家，如果有人能用水銀式血壓計幫你量測，只要量測過程符合標準程序，血壓值的變化大概不會太大。但電子式血壓計就比較能夠取巧，因為它是透過擠壓肌肉後利用共振現象來獲得血壓值，理論上快速量測第二次時，由於肌肉彈性還沒恢復，測到的血壓值會比第一次低。要是不服測出的血壓值，再接再厲不停量測，恐怕將如同水銀血壓計一樣，不會有什麼大變化。

感謝敏盛醫院協助拍攝（動作示範：劉玟娟、周榆英／攝影：陳沛甄）

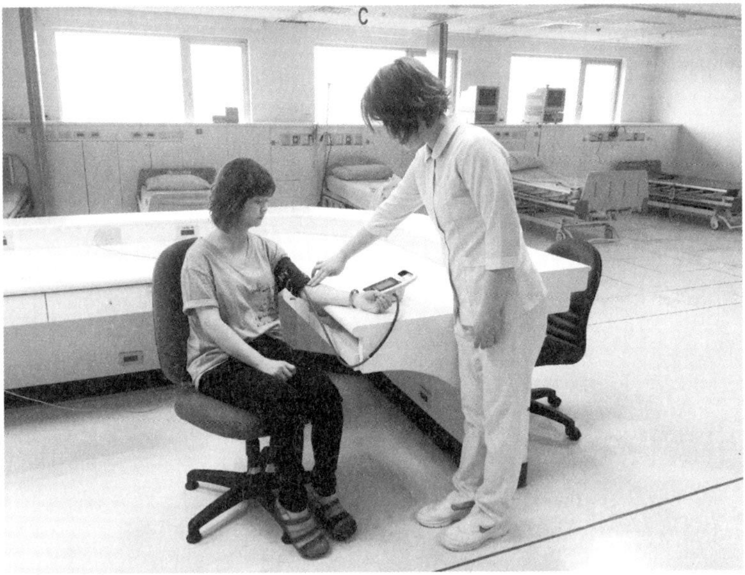

量血壓時應脫掉厚重衣物，坐在有靠背的椅子上，雙腳自然擺放。

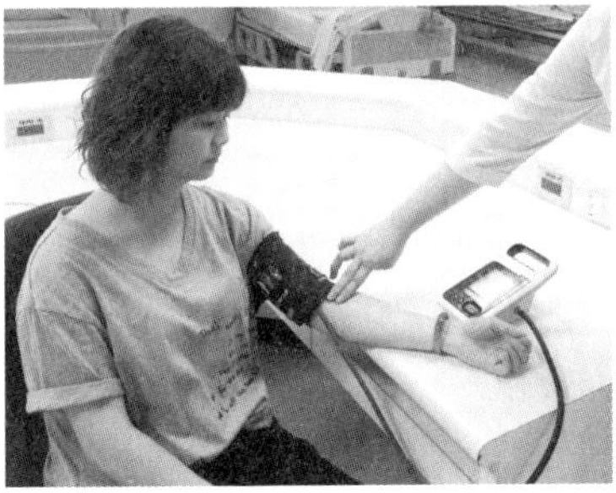

手應平放在桌子上，壓脈帶應和心臟保持同一高度，固定於上臂適當位子。

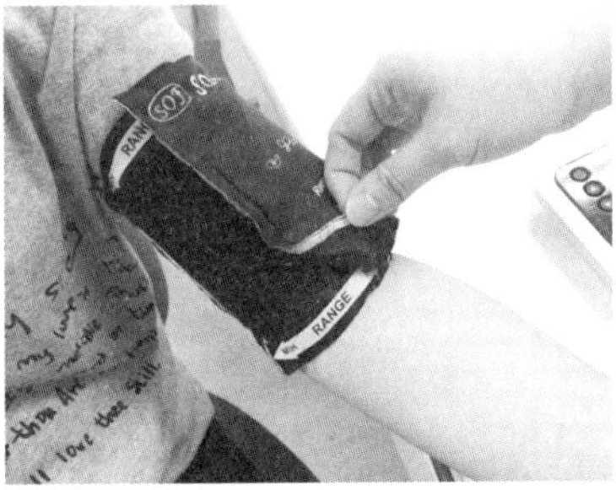

電子式血壓計的壓脈帶尺寸，應符合上臂的圓周直徑。

正確的血壓測量步驟與注意事項

第一步 **適當準備**	1. 心情平緩，坐在有靠背的椅子上，雙足著地，至少休息五分鐘以上 2. 測量三十分鐘前不可抽菸、運動、喝含有咖啡因的飲料 3. 解放膀胱，排光尿液 4. 不可在測量血壓時和受測者交談 5. 厚重衣物要脱掉，以利壓脈帶固定 6. 測量時若有移動身體，不能當作紀錄
第二步 **適當的血壓量測技術**	1. 使用衛福部登記合格、定期校準的血壓計 * 2. 量測的手必須有穩定的支撐 3. 壓脈帶高度要和心臟同高（大約是胸骨中線，兩側乳頭連結高度）**
第三步 **適當量測，以符合高血壓診斷的需求**	1. 兩手皆要量測，採數值較高那隻手的量測結果 2. 兩次血壓量測間隔至少一到二分鐘 3. 若使用聽診方式量測，可以利用充氣後橈動脈沒有搏動的最低血壓為收縮壓，若使用水銀式血壓計，囊球洩氣速度應保持每秒 2 mmHg 左右
第四步 **適當記錄正確血壓**	1. 記下收縮壓，如果使用水銀式血壓計，第一段柯氏音為收縮壓，第五段柯氏音為舒張壓 2. 在高血壓藥物服用前量測血壓
第五步 **平均量測值**	以至少每天兩個時段、量測二次以上的血壓，將其平均，做成血壓紀錄

* 血壓計是否合格登記，除了參考仿單，亦可查詢衛福部網站：www.fda.gov.tw/TC/law.aspx?cid=55

** 作者臨床經驗

活動式血壓測量（ABPM）

所謂「活動式血壓測量」，指的是患者隨身攜帶醫療單位校準過的血壓計二十四小時，每十五到三十分鐘間隔（通常是白天每十五分鐘，夜間十五分鐘到一小時）所累積量測而得到的血壓數值。

「活動式血壓測量」提供的數值在文獻研究中非常具有參考價值，因為能夠顯示出患者在正常活動下的血壓趨勢，讓醫師了解患者二十四小時的血壓分布狀態，以此做為診斷、追蹤治療及調整藥物的參考。也因此，往往能發現所謂「早晨血壓突升」（early morning surge），以及「夜晚血壓不下降」（non-nocturnal dipping）的患者，根據期刊研究結果，後者有較高的心血管疾病發生率。

舊版《高血壓臨床指引》的「診間血壓測量」與「活動式血壓測量」對於高血壓的定義有不同的數值，但《二〇一七新版高血壓臨床指引》已不建議採用這種方式，反而提醒醫師要小心判讀血壓值，避免低估患者高血壓的嚴重程度。

臺灣由於健保資源有限，「活動式血壓測量」的使用率無法滿足所有人，因此患者最好的配合就是勤量血壓、做好一系列紀錄，數值愈完整，醫師的參考數字愈多，愈能做出正確的判斷與藥物調整。

居家血壓測量（HBPM）

「居家血壓測量」指的是全靠患者提供的血壓數據來當作醫師的臨床參考。在以前的文獻中，「居家血壓測量」根本無法當作重要的診斷與追蹤依據，但隨著科技進步與患者的病識感提高，愈來愈多研究顯示，「居家血壓測量」可以獲得不錯的血壓值，甚至能和「活動式血壓測量」與「診間血壓測量」等同視之，只不過大多數學者仍然不贊成以「居家血壓測量」做為單一追蹤與判斷指標。

在臺灣臨床實務上，我相信不管是醫師或患者，很多人都和我一樣，覺得人滿為患的就醫狀況不只讓「活動式血壓測量」的數據太少，「診間血壓測量」也不夠準確（醫療人員沒有遵從正確量測血壓的方式，甚至是白袍症*的影響），使得醫師不得不以「居家血壓測量」為主要參考依據。正因如此，《二〇一七新版高血壓臨床指引》建議應如何優化「居家血壓測量」的重點，大家必須銘記在心。

一、病患必須在醫護人員衛教下學會量血壓

衛教內容應包含高血壓的最新相關資訊、如何選擇適當的血壓計，以及血壓數值的波動性等。人是生物，不是機器，不會永遠只有一條線，因此血壓會有高低起伏，衛教能讓我們理解血壓數值變化的意義。

＊白袍症是指患者在診間的血壓已符合高血壓定義，可是活動式血壓或居家血壓都很正常，常見於年紀大、女性，以及沒有抽菸的患者，這類人不在少數。

二、選擇正確的血壓計

血壓計必須是校準過的合格機器，合不合格可以看仿單上的衛署字號（請參考五十二頁藍色劃線），或上衛福部食藥署網站查詢是否登記有案。當然，挑選大小合宜的壓脈帶也很重要。

《二〇一七新版高血壓臨床指引》不建議病患在居家量測時使用水銀血壓計，可以找具備「貯存血壓量測值」功能的血壓計。我則建議大家，機器的儲存空間有限，自備紙本紀錄才是王道。

三、量血壓的注意事項

保持心平氣和，測量前三十分鐘避免抽菸、喝含有咖啡因的飲料，至少要有五分鐘的靜坐休息才可量測。

量測時要坐有靠背的椅子，雙腳平穩放在地上。測量血壓的那隻手必須有穩固的桌面支撐，壓脈帶置於上臂固定好，離肘窩一到二公分左右。

再提醒一次，要量「血壓高」的那隻手才正確。若左右手血壓數值差太多，一定要告知醫師。

測量次數至少要兩次以上，取其平均值。

若有服用相關藥物，應在服藥之前測量。

建議血壓量測要**多次固定時間，均勻分布在每天的生活中，不要著重特定時段**。《二〇一七新版高血壓臨床指引》還提到，若藥物有變動，應該特別記錄服藥兩星期內，以及就診前一星期的血壓數值給醫師參考，可以的話，看診時不妨將具有貯存記憶的血壓計一起帶去。

大家若對上述血壓量測還有任何疑問，可以瀏覽臺灣各大醫學中心的衛教網頁。若看得懂英文，也可直接掃描下方QR-Code，了解一下美國心臟學會的衛教方法。

如何建立可以信賴的「居家血壓測量」

病患須經過醫護人員的衛教	• 了解高血壓相關資訊 • 了解如何選擇合適的血壓計 • 了解血壓的波動性，明白血壓並非一成不變 • 了解透過量測得知數據的意義
血壓計	• 使用合格有效的血壓計，不建議使用水銀式血壓計 • 建議使用具有貯存數據功能的血壓計 • 懂得如何挑選適合自己手臂粗細的壓脈帶
正確量測血壓	• 三十分鐘前不可抽菸、喝咖啡因飲料 • 量測前要有五分鐘以上的休息 • 若有服用高血壓藥物，要在吃藥前測量 • 坐有靠背的椅子，雙腳自然放下，不可蹺腳 • 量測的手要有桌面穩定支撐，手臂和心臟等高 • 壓脈帶要固定於肘窩上（建議是二公分） • 以血壓高的那一隻手數值做為紀錄 • 雙手血壓若相差 20 mmHg 以上，請通知醫師（作者臨床經驗）
取平均值，多次量測	• 至少量二次，每次間隔約一分鐘 • 調藥後二星期的血壓與就診前一星期的血壓要特別挑出來，給醫師參考
正確記錄	• 看診時，將有貯存紀錄的血壓計一起帶去 • 血壓紀錄至少包含每天兩個時段的平均值

蘇醫師的叮嚀

✤ 正確量測血壓是診斷高血壓及追蹤治療的重要基礎。選擇合格且定時校正過的血壓計，加上合適的壓脈帶，並以正確方法量測血壓，才有臨床參考價值。

✤ 血壓量測不限時段，但千萬不要每天只在固定時間量測一次，多時段、多次量測，才能給醫師最好的參考。

✤ 量測血壓高的那隻手。切記醫師是治療你的人，不是血壓計，過於矯飾或造假的血壓紀錄，受害者都是自己。

✤ 有服用高血壓藥物時一定要勤快量測血壓，尤其是改變藥物後兩個星期的數值變化，也不用為這種不穩定的數字傷神，改變藥物一定會有適應期。

✤ 血壓有單次或少數的升高或降低，只要沒有什麼特別徵候、只要小於180／120 mmHg，都不需要過於驚慌。這時反而要靜下心來，提供給醫師當時的相關變化，如身體不適（失眠、憂心忡忡等）、新服用的藥品（某些感冒藥會升高血壓），以利醫師判斷。

第二章

什麼是高血壓？

高血壓的定義

根據學者的研究，二〇一〇年因高血壓而死亡或造成殘疾的病例在世界各國都名列前茅。以美國為例，所有心血管病症的死亡因素裡，高血壓是第二名，僅次於吸菸。而在包含了二萬三千二百七十二人的美國「全國健康及營養檢查的調查」（National Health and Nutrition Examination）研究中更發現，因為冠心症與中風而死亡的病人中，有超過五〇%的人有高血壓。

高血壓是如此惡名昭彰，大家應該不會訝異在「二〇一四年全美腎病年度報告」（US Renal Data System 2014 Annual Report）裡，高血壓位列糖尿病之後，是造成「末期腎病變」（End-Stage Renal Disease，ESRD）的帶頭元凶之一。

上述發現並非憑空拔地而出，如同本書導言所說，美國自二次世界大戰後，傾國家之力投入心血管疾病危險因子的研究，因此才有不斷更新修訂的《高血壓臨床指引》公布於世，二〇一七年底的《二〇一七新版高血壓臨床指引》更重新下修了高血壓的定義。

就讓我們仔細看一下《二〇一七新版高血壓臨床指引》的高血壓定義，如下表。

2017 新版高血壓定義

血壓分類	收縮壓		舒張壓
正常	< 120 mmHg	及	< 80 mmHg
血壓升高期（Elevated Hypertension）	120-129 mmHg	及	< 80 mmHg
第一期高血壓	130-139 mmHg	或	80-89 mmHg
第二期高血壓	140 mmHg	或	≧ 90 mmHg

和舊版相比，《二〇一七新版》的高血壓定義更加嚴苛。以「血壓升高期」與「第一期高血壓」為例，在舊版中被劃分在高血壓前期（Pre-hypertension）；「第二期高血壓」的定義也不再是收縮壓大於160 mmHg、舒張壓大於100 mmHg，而是進階到收縮壓大於140 mmHg、舒張壓大於90 mmHg以上，就算是第二期高血壓。

在未能確實了解《二〇一七新版高血壓臨床指引》的精神下，有些人出現了情緒性的批評字眼，諸如「醫師根本早早勸病人吃高血壓藥」，或是更有甚者，誤以為「醫師和藥廠勾結」、「標準降低，吃藥的病人增加，更容易收回扣」等，讓人不得不跳出來好好解釋一番。

經過這麼多年的高血壓研究以後，醫界發現，和正常人的血壓（收縮壓低於120 mmHg，舒張壓低於80 mmHg）相比，某些特定族群在「血壓升高期」這個階段，心血管疾病風險就已提高了一．一到一．五倍，遑論那些被《二〇一七新版高血壓臨床指引》歸類為第一期高血壓的族群，有些人甚至可高達一．五到兩倍。此外，在舊版裡，對老年人的高血壓容忍度比較寬鬆，《二〇一七新版》則一視同仁，老年人和一般人的要求水準相同。

但是，大家不需要過於恐慌，並非符合高血壓定義就一定得服藥。《二〇一七新版高血壓臨床指引》不僅強調生活形態的調整，也就是非藥物治療，還提供了「十年心血管疾病發生率」計算器（10-year cv risk calculator），幫助大家找出第一期高血壓患者裡，真正需要使用藥物控制的人，我們也會在後面的章節詳細解釋（亦可參見九十九頁）。

接下來，讓我們先談談幾個和高血壓密切相關的議題。

高血壓的盛行率

高血壓的盛行率是依照高血壓的定義來計算，由於《二〇一七新版高血壓臨床指引》修改了高血壓的定義、降低了標準，自然會讓盛行率提高。左頁的表格就是美國二〇一一年到二〇一四年間，針對九千六百二十三位民眾調查的結果。

《二〇一七新版高血壓臨床指引》的高血壓盛行率比前一版提高了（四六%比三二%），而且不管是什麼年紀、什麼種族，整體盛行率都是提高的。有趣的是，調整以後，以年齡來看，對六十四歲以下的人來說，男性的高血壓盛行率遠大於女性，和前一版不同，這種情形直到六十五歲

2017 新版與前一版的高血壓盛行率比較表

	血壓 ≧ 130/80 mmHg（2017 新版）		血壓 ≧ 140/90 mmHg（前一版）	
	男 4,717 人	女 4,906 人	男 4,717 人	女 4,906 人
調整後的盛行率	48%	43%	31%	32%
以年紀區分				
20 ～ 44 歲	30%	19%	11%	10%
45 ～ 54 歲	50%	44%	33%	27%
55 ～ 64 歲	70%	63%	53%	52%
65 ～ 74 歲	77%	75%	64%	63%
75 歲以上	79%	85%	71%	78%
以種族區分				
非西語裔白人	47%	41%	31%	30%
非西語裔黑人	59%	56%	42%	46%
非西語裔亞洲人	45%	36%	29%	27%
西班牙裔人	44%	42%	27%	32%

以上才慢慢翻轉。

種族方面，亞裔美國人的高血壓盛行率從原本的男女相差不多，變成級距拉大，這點是否與臺灣人類似，有待衛福部的研究。此外，根據二〇一五年的報告，臺灣的高血壓盛行率是二三．七％，比美國的非西語裔亞洲人稍低（二七～二九％），但近年的狀況若依《二〇一七新版高血壓臨床指引》的最新定義，再對照美國的資料，臺灣的高血壓盛行率極可能突破四成。

高血壓的成因與基因的影響

長年的高血壓研究並非只關注診斷與治療，針對其源頭的探索——高血壓的成因——也是研究中相當重要的一部分。接下來就依目前得知的結果，提綱契領整理如下。

基因對於高血壓的形成原因是多樣性的，雖然二〇〇三年的「人類基因組計畫」（Human Genome Project，HGP）在跨國科學家的參與之下，已於二〇〇五年大致完成了人類基因的定序，但仍然無法得知基因對於高血壓形成的影響。目前已知二十五個基因變異與一百二十個單核甘酸多態性（Single Nucleotide Polymorphisms，SNP）*和它有關，可惜仍無法一窺全貌，因為它只占三・五%高血壓的成因，找不到全盤的合適性。

換言之，若想利用基因篩選早期介入，甚至早期治療日後可能罹患高血壓的族群，依然還有一段很長的路要走。

* 單核甘酸多態性：指的是由單個核甘酸的改變而引起DNA序列的改變，造成人類之間染色體基因組的多樣性。

和高血壓共存的危險因子

研究發現，高血壓常常和其他心血管危險因子一起存在，早在二十世紀的研究就指出，有一七％的高血壓患者至少有三個其他的心血管危險因子。為什麼它們會共存？我想這就和「雞生蛋」或「蛋生雞」的問題一樣糾結不清，不過，底下的統計資料至少可以讓我們了解其中的可怕之處。

美國二〇〇九年到二〇一二年的統計資料顯示，高血壓的病人中，抽菸者占了一五．五％，符合肥胖定義（BMI*≧30 kg/m^2）的人占了四九．五％，高血脂患者有六三．二％，糖尿病患者占了二七．二％，有慢性腎病的人也有一五．八％（指 EGFR＜60 ml/min/1.73m2）。

如果情況反過來呢？相似的研究同樣發現，在美國，被診斷罹患糖尿病的患者中，七一％有高血壓；慢性腎病患者中，八六％有高血壓；被歸類為肥胖的人也不遑多讓，三五．七％罹患高血壓。

以上這些關聯還只是沿用舊版《高血壓臨床指引》的標準，如果改用《二〇一七新版高血壓臨床指引》的高血壓定義，數字極可能暴增。

學者歸納整理了常常和高血壓一起存在的危險因子，如下頁簡表。

相信看完簡表，大家心裡多少有點底，有些因素可在人為介入或操縱下獲得改善，有些則是天命，只能自求多福。

＊ＢＭＩ（身體質量指數）：指身體的公斤數，除以身高（單位公尺）平方得到的結果，單位是 kg/m^2，例如一位一百七十公分，體重六十六公斤的男性，ＢＭＩ值是 $66/(1.7)^2=22.8\ kg/m^2$。

常和高血壓共存的危險因子

可以調整改善的危險因子
• 抽菸或有二手菸暴露者 • 糖尿病 • 高血脂患者 • 過重（BMI 25-30 kg/m^2）或肥胖（BMI ≧ 30 kg/m^2） • 少動及不健身者 • 不健康飲食
比較無法調整改善的危險因子
• 慢性腎病 • 家族有高血壓病史 • 年紀大者 • 低社會地位或教育水準 • 男性 • 睡眠呼吸中止病患者 • 身心社會壓力大者

當然，還有一種是次發性高血壓（Secondary hypertension）患者，也就是因為患病而造成身體出現高血壓的情形，整理如左表。

可能造成高血壓的疾病一覽

罹患疾病	比例
嗜鉻細胞瘤（Pheochromocytoma）	0.1%-0.6%
庫興氏症（Cushing's syndrome）	< 0.1%
甲狀腺功能低下（Hypothyroidism）	< 1%
甲狀腺功能亢進（Hyperthyroidism）	< 1%
主動脈窄縮（Aortic coarctation）	0.1%
原發性副甲狀腺功能亢進（Primary hyperparathyroidism）	少見
肢端肥大症（Acromegaly）	少見
先天性腎上腺增生（Congenital adrenal hyperplasia）	少見
原發性高醛固酮症（primary aldosteronism）	少見

看到上述整理，有高血壓的讀者千萬不要驚慌，這些疾病其實很少見，《二〇一七新版高血壓臨床指引》之所以列出這些情形，用意是為了提醒醫師必須依臨床徵候安排患者接受必要的檢查，若能因此找出高血壓的成因，去除之後，高血壓的問題自然會好轉。

可能造成高血壓的藥物與其他物質

很多藥物都有可能會造成高血壓，就算是醫師開的處方藥也一樣，所以在診斷高血壓的過程中，不管是醫師或患者都必須誠心地、正確地坦誠溝通，找出可能「造成」或「加重」高血壓的原因，才有可能減少吃藥，甚至不用吃藥就能面對高血壓帶來的潛在威脅。

臨床上有意義的藥物是「單胺氧化酶抑制劑」的抗憂鬱藥（如苯乙肼〔Nardil〕、嗎氯貝胺〔Amira〕等）、口服避孕藥、免疫抑制藥（如環孢素〔cyclosporine〕）、類固醇、血管抑制劑（也是一種癌症控制劑，如癌思停〔Bevacizumab〕）、治療鼻塞的偽麻黃鹼（pseudoephedrine）、苯福林（phenylephrine），以及某些非類固醇止痛劑（如布洛芬〔ibuprofen〕，尤其是長期使用後）和治療過動症的藥物專思達（Ritalin）。

有些物質則會造成血壓上升，比如喝下過量咖啡因＊（每天大於三百毫克）的飲品，像是咖啡、提神的能量飲，以及酒精飲料（一〇八頁會討論適量的酒精量）。某些草藥製品的使用，如聖約翰草（St. John's worth）、育亨賓樹皮（yohimbe bark）亦然。當然，毒品的使用也逃不過高血壓的摧殘，如安非他命（Amphetamine）、MAPB，這些毒品的特色都是具有提神的作用。

＊咖啡因的計算可以參考各家咖啡館公布在網路上的數字（如伯朗咖啡館衣索比亞西達摩含量二〇一毫克），或是飲料罐上的標示（如一罐二百五十毫升的紅牛有八十毫克）。要注意巧克力與茶飲也有一定含量的咖啡因。

白袍症及隱性高血壓

診斷高血壓的過程中，有兩種特別的情形必須提出說明，那就是白袍症（white coat hypertension）與隱性高血壓（masked hypertension）。

所謂「白袍症」，指的是患者的診間血壓已符合高血壓定義，但是活動式血壓或居家血壓都是正常的，常見於年紀大、女性，以及沒有吸菸的患者，這類人不在少數（連筆者也一樣）。臨床研究顯示，白袍症有一三%甚至三五%的盛行率，但並沒有強烈的結果能夠證實，此類患者接受高血壓治療有明顯的好處，因此長期的血壓監測是必要的。

「隱性高血壓」則相反，指的是診間血壓正常，活動式血壓或居家血壓卻符合高血壓的診斷。依照臨床分析，這類患者大概有一三%到二六%的盛行率。研究結果顯示，他們和高血壓患者有相同的心血管疾病發生率，必須接受一樣的治療策略。

蘇醫師的叮嚀

✤看到《二〇一七新版高血壓臨床指引》的高血壓定義不用驚嚇，反而要注意生活中有哪些可以戒除或改善的不良習慣，如抽菸、肥胖、不運動等，降低它們對血壓的影響。

✤某些為了改善壓力或放鬆心神的作為也會升高血壓，如過量飲酒及咖啡因飲品。藥草的服用也是高血壓患者必須注意的事項。

✤在高血壓診治中，一定要向醫師誠實告知正在服用哪些藥物，避開配伍禁忌，免得無法好好控制血壓。

✤白袍症不可怕，可怕的是沒有誠實告知自己的血壓量測記錄。

第三章

高血壓該如何治療？

在臨床上被診斷為高血壓的患者，一開始的驚慌無助在所難免，但正如同前文所說，以藥物來治療高血壓並非醫師必定會使用的手段，《二〇一七新版高血壓臨床指引》建議的高血壓治療策略就相當嚴謹，請看左邊流程圖。

第二期高血壓
血壓 ≧ 140/90 mmHg
非藥物治療＋藥物
已達要求
每三到六個月
追蹤一次
未達要求
加強衛教與
調校藥物

高血壓治療及追蹤策略流程圖

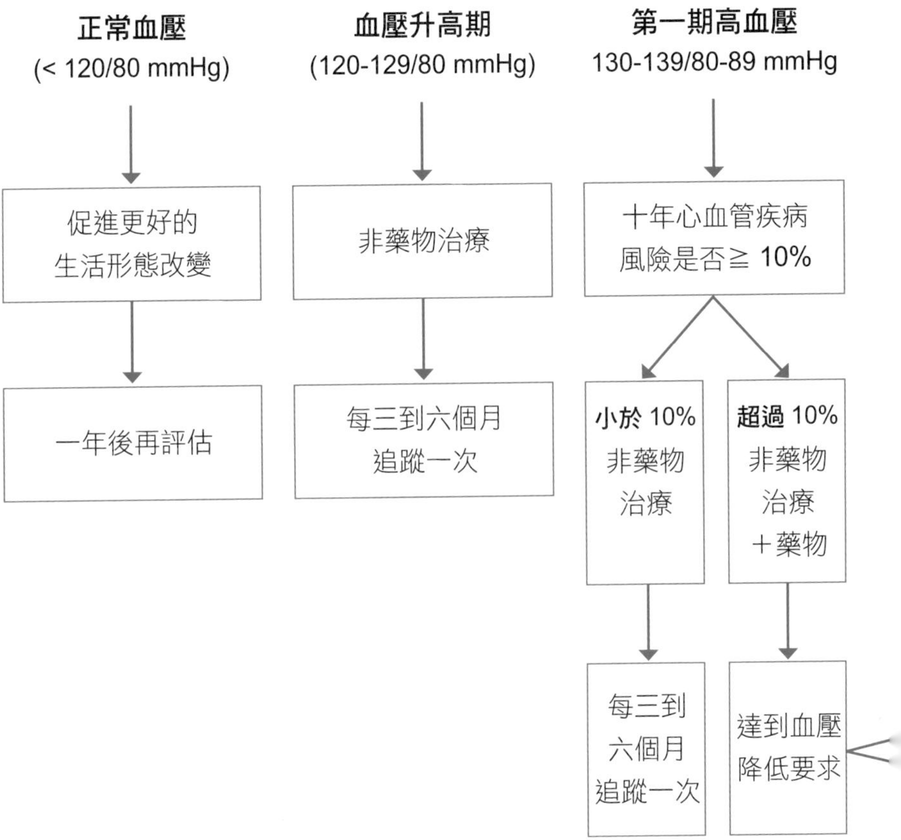

正常血壓
(< 120/80 mmHg)
促進更好的
生活形態改變
一年後再評估
血壓升高期
(120-129/80 mmHg)
非藥物治療
每三到六個月
追蹤一次
第一期高血壓
130-139/80-89 mmHg
十年心血管疾病
風險是否≧ 10%
小於 10%
非藥物
治療
每三到
六個月
追蹤一次
超過 10%
非藥物
治療
＋藥物
達到血壓
降低要求

醫師會為你做的事

事實上，確診高血壓之後、醫師尚未開始治療策略之前，還有很多準備工作和檢查需要完成。有些人可能認為醫師只是開藥的機器，這種觀念絕對是錯誤的，因為醫師同時肩負了安排檢查與衛教諮詢的任務。確知患者為高血壓後，醫師必須在治療之前或是治療開始時，為患者排定必要的檢查。

詳細的病史詢問

前文已提到，很多藥物或其他物質的使用會造成血壓升高，此外，不健康的生活方式也是血壓升高的元凶之一。醫師在門診時，應該針對患者的過去病史、家庭遺傳狀況做紀錄，進而在擬定治療策略時，告知病人相關的配合項目。舉例來說，若確認患有睡眠呼吸中止症，就應同時前往耳鼻喉科或胸腔科做治療。

理學檢查

視、觸、聽診等同於中醫的「望、聞、問、切」，醫師若能仔細完成，搞不好不需要安排更多檢查，就能對患者的高血壓成因大概有底了。簡單舉幾個例子，假如患者心跳過快，加上凸眼、脖子腫，「甲狀腺功能亢進」就應列入檢查考量；假如患者容易水腫，加上尿液不順暢，「慢性腎功能不全」的疑慮就是醫師該有的警醒。總之，良好的理學檢查不僅是醫師應盡的義務，也是患者該有的權利，若醫師打迷糊仗，患者不只要誠實回答病史，更必須主動發聲提問。

實驗室檢查

確診為高血壓的患者，實驗室檢查又再細分為基本檢查與進階檢查。

基本檢查

1. 空腹血糖
2. 全套血液檢查：血色素、白血球、血小板計數等
3. 血液生化學檢查：如電解質「鉀離子」（K^+）、「鈉離子」（Na^+）及「鈣離子」（Ca^{++}）等，以及腎功能相關指數「血中尿素氮」（BUN）和「血清肌酸酐」（creatinine, Cr）、「尿酸」（uric acid）、「血清白蛋白」（Albumin）
4. 心電圖
5. 尿液檢查
6. 甲狀腺功能的抽血檢定

進階檢查

進階檢查的排定，大多是理學檢查或基本檢查有異常發現之後，才會追加。下列項目如心臟超音波、電腦斷層、二十四小時尿液收集檢查、核磁共振檢查、腹部超音波、其他為了特殊疾病的抽血檢驗等，並未包括全部的進階檢查，主要還是由看診醫師依照臨床發現來提出需求。

每一位確診為高血壓的患者，日後多半都無法脫離醫師的掌握。然而，不僅是醫師，患者本人也必須對病程的演進，以及高血壓改善與否保有戒心，而不是檢查完開始治療以後，就忽略了之前有異樣或瀕臨治療邊緣的結果（如血糖或血脂稍高）。患者應和醫師保持聯繫，才能避免過度執著於高血壓情況，因而忽略了其他疾病。

生活形態的調整

所謂「生活形態的調整」，指的是依照八十頁的表格，改善並降低那些會造成高血壓風險的危險因子。

一、遠離菸害

不管是一手菸或二手菸都要盡量避免，兩者的風險都差不多，尤其若有高血壓，心血管疾病的風險更會以倍數增加。文獻上提醒，瘾君子若希望有效降低吸菸造成的傷害，「戒菸五年」是個重要的指標，戒菸五年後，幾乎可以與正常人同等視之。

二、好好控制高血脂與糖尿病

這點不用多言，疾病愈多，心血管疾病的風險愈高。

三、維持適當體重

文獻研究顯示，體重過重也是心血管疾病的危險因子，這點早在二十世紀初期的保險公司理賠資料已見端倪，若以近年流行的BMI數據來看待何謂「適當體重」，臨界點就是BMI不能超過25 kg/m^2。

四、保持適度的運動

多年研究已證實，運動可以降低血壓、延長壽命，舊版《高血壓臨床指引》對此只有帶過，但《二〇一七新版高血壓臨床指引》已提出明確的建議，對於運動的形式以及運動量，也都有一套能夠依循的準則。一〇九頁會再詳細說明。

五、健康的飲食模式

何謂「不健康飲食」，由於牽連甚廣，文獻無法詳盡交待，但清楚建議了什麼是健康而且能降低血壓的飲食模式，也就是所謂的「得舒飲食」（將於一〇五頁詳細解釋）與飲酒「每日標準量」，讀者可以仔細閱讀做為參考。

「十年心血管疾病發生率」計算器

還沒談到真正的高血壓治療策略前，還有個重要的指標必須交代清楚，因為它是第一期高血壓患者「需要藥物控制」的重要參考。

所謂的「十年心血管疾病發生率」計算器，是美國心臟學院（American college of Cardiology，ACC）與美國心臟學會利用多年資料，整理出相關危險因子及其加權比重後，得到一個類似計算機的東西。讀者可以掃描下方QR-Code，連上網站，試著填看看：

此計算器需填入患者的年紀、姓名、種族、收縮壓、舒張壓、總膽固醇值、高密度膽固醇值、是否有糖尿病、是否吸菸，以及是否接受高血壓治療、是否接受降血脂藥史達汀（statin）治療、是否接受阿斯匹靈治療等十三個參數（低密度膽固醇可填可不填）。

這裡就以我的門診患者王先生當作範本，試算看看。

姓名：王○武
年齡：五十歲
血壓：132/86 mmHg
總膽固醇（Total Cholesterol）：220 mg/Dl
高密度膽固醇（ＨＤＬ）：50 mg/dL
低密度膽固醇（ＬＤＬ）：130 mg/dL
沒有吸菸、糖尿病、高血壓、高血脂及阿斯匹靈藥物治療。

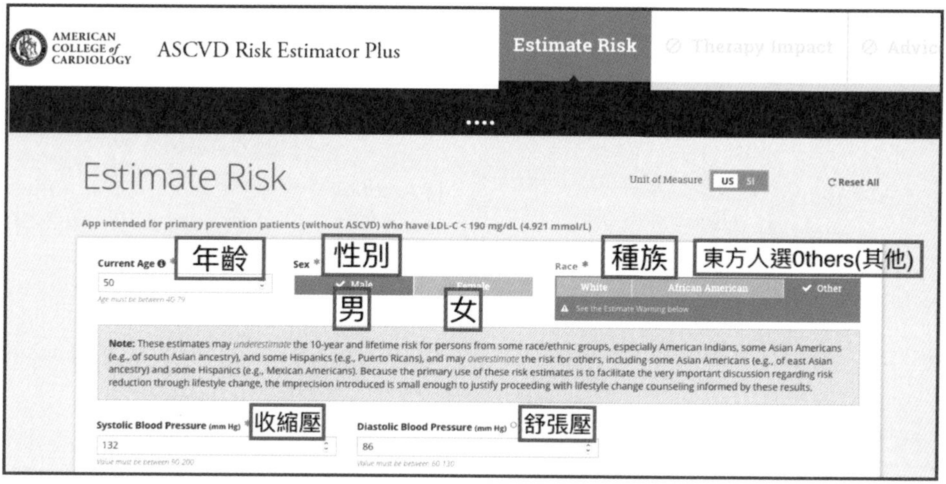
AMERICAN COLLEGE of CARDIOLOGY
ASCVD Risk Estimator Plus
Estimate Risk
Therapy Impact
Estimate Risk
Unit of Measure US SI
Reset All
App intended for primary prevention patients (without ASCVD) who have LDL-C < 190 mg/dL (4.921 mmol/L)
Current Age
年齡
50
Age must be between 40-79
Sex
性別
Male
男
Female
女
Race
種族
東方人選Others(其他)
White
African American
Other
See the Estimate Warning below
Note: These estimates may underestimate the 10-year and lifetime risk for persons from some race/ethnic groups, especially American Indians, some Asian Americans (e.g., of south Asian ancestry), and some Hispanics (e.g., Puerto Ricans), and may overestimate the risk for others, including some Asian Americans (e.g., of east Asian ancestry) and some Hispanics (e.g., Mexican Americans). Because the primary use of these risk estimates is to facilitate the very important discussion regarding risk reduction through lifestyle change, the imprecision introduced is small enough to justify proceeding with lifestyle change counseling informed by these results.
Systolic Blood Pressure (mm Hg)
收縮壓
132
Value must be between 90-200
Diastolic Blood Pressure (mm Hg)
舒張壓
86
Value must be between 60-130

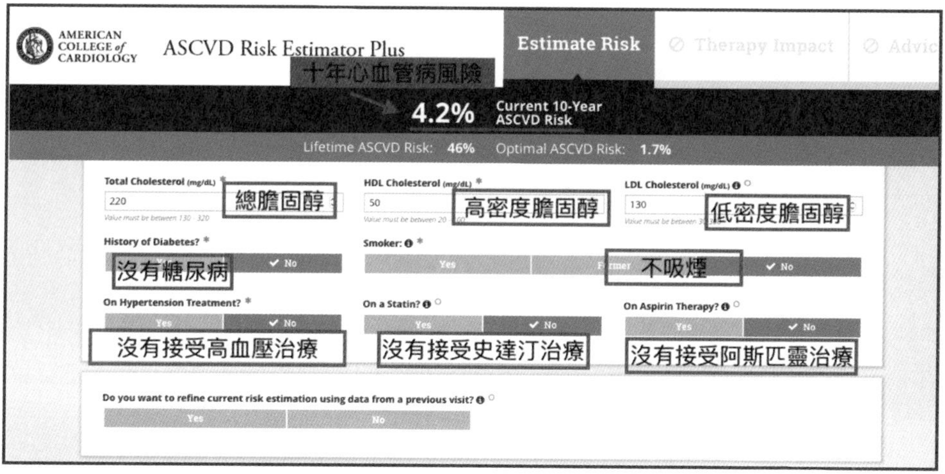
AMERICAN COLLEGE of CARDIOLOGY
ASCVD Risk Estimator Plus
Estimate Risk
Therapy Impact
十年心血管病風險
4.2%
Current 10-Year ASCVD Risk
Lifetime ASCVD Risk: 46%
Optimal ASCVD Risk: 1.7%
Total Cholesterol (mg/dL)
220
總膽固醇
Value must be between 130 - 320
HDL Cholesterol (mg/dL)
50
高密度膽固醇
LDL Cholesterol (mg/dL)
130
低密度膽固醇
History of Diabetes?
沒有糖尿病
No
Smoker:
Yes
不吸煙
No
On Hypertension Treatment?
Yes
No
沒有接受高血壓治療
On a Statin?
Yes
No
沒有接受史達汀治療
On Aspirin Therapy?
Yes
No
沒有接受阿斯匹靈治療
Do you want to refine current risk estimation using data from a previous visit?
Yes
No

王先生的十年心血管疾病發生率是四・二%。該如何治療呢？

若按照九十頁的「高血壓治療及追蹤策略流程圖」五大要點：

第一點：不論血壓是否升高，都需要調整生活形態。

第二點：「血壓升高期」（收縮壓120～129 mmHg／舒張壓≦80 mmHg）需要的是非藥物治療，後文會針對這點詳盡解釋。

第三點：「第一期高血壓」（收縮壓130～139 mmHg 或舒張壓80～89 mmHg），若十年心血管疾病發生率低於一〇%，則以非藥物治療為主，然後以每三到六個月追蹤為期限。

第四點：「第一期高血壓」若十年心血管疾病發生率高於或等於一〇%，則必須加入藥物治療。

第五點：「第二期高血壓」不管如何，都需要導入藥物治療。

換言之，王先生目前應以非藥物治療為優先。

高血壓的非藥物治療方法

在沒有高血壓藥物可供選擇的時代裡，非藥物治療一直是醫師對付高血壓的利器。

科技進步以後，隨著藥物取得容易，非藥物治療方法彷彿因此變得次要，但《二〇一七新版高血壓臨床指引》特別強調與量化了非藥物治療方法的重要性。茲分述如下：

方法一：減重

每減輕一公斤，大約可減低1mmHg的血壓，看似微小，但很多過重的人只要減輕到合適的體重，血壓大概也就正常了。減肥方法不在本書討論之列，以下僅告訴大家三大原則：

首先，任何極端、快速、不符合正常生活的減肥方法，都請不要輕易嘗試，否則為了減重傷了身體，得不償失。

其次，天底下沒有不勞而獲的事，減肥一定是「不禁一番寒徹骨，焉得梅花撲鼻香」的結果，如果「躺著也能瘦」，醫師與營養師可能都要重修學分了。

最後，肥胖是一種「習慣」的結果，懶得動是很大的原因，雖說「積習難改」，但只要有心，一定可以達到目標。

各大醫院都有減重門診，甚至是減重特訓班，尋求專業醫療團隊的幫助才能瘦得健康，若是聽信偏方、想利用旁門左道，絕對是弊大於利。

方法二：飲食調整

在高血壓的非藥物治療方法中，飲食調整一直是非常重要，而且是最有效的一種。從早期的限鹽，四十頁提到的坎普納飲食，到一九八五年的DISH（Dietary Intervention Study for Hypertension）研究，都是如此。

一九九七年起，學界開始力推「得舒飲食」（Dietary Approaches to Stopping Hypertension，DASH），這是一種已被公認的健康飲食模式，它的精神是希望每天的飲食要富含膳食纖維、低脂、低鈉，以及豐富的鉀、鈣和鎂。具體飲食建議請看下一頁，摘錄自美國梅約醫院建議的飲食指南。掃描QR-Code連上梅約醫院網站，可得知更多詳情。

食物群	每天 1600 大卡	每天 2000 大卡	一份的量
全穀雜糧	6 份／天	6-8 份／天	= 1 片全麥吐司 = 1/2 杯 * 煮熟穀物 = 1/2 杯煮熟米或義大利麵
蔬菜	3-4 份／天	4-5 份／天	= 1 杯葉菜類 = 1/2 杯煮熟蔬菜
水果	4 份／天	4-5 份／天	= 1/2 杯新鮮水果 = 1/2 杯 100% 果汁
低脂／脫脂牛奶或乳製品	2-3 份／天	2-3 份／天	= 1 杯牛奶 = 1 杯低脂優格 = 1 又 1/2 杯低脂乳酪
瘦肉、家禽和魚類	3-6 份／天	6 份／天	= 1 盎司去皮肉或魚肉 = 1 顆全蛋 = 2 顆蛋白
堅果或種子	3 份／周	4-5 份／周	= 1/3 杯堅果 = 2 茶匙種子（葵花子等）

* 1 杯 =240 ml

董氏基金會也將「得舒飲食」畫成清晰易懂的插圖。

在此特別提醒，得舒飲食適用於一般人，若是罹患糖尿病、慢性疾病或對麩質過敏的特定族群，基本上都不能比照辦理，建議詢問各醫院的營養師門診，以免適得其反。

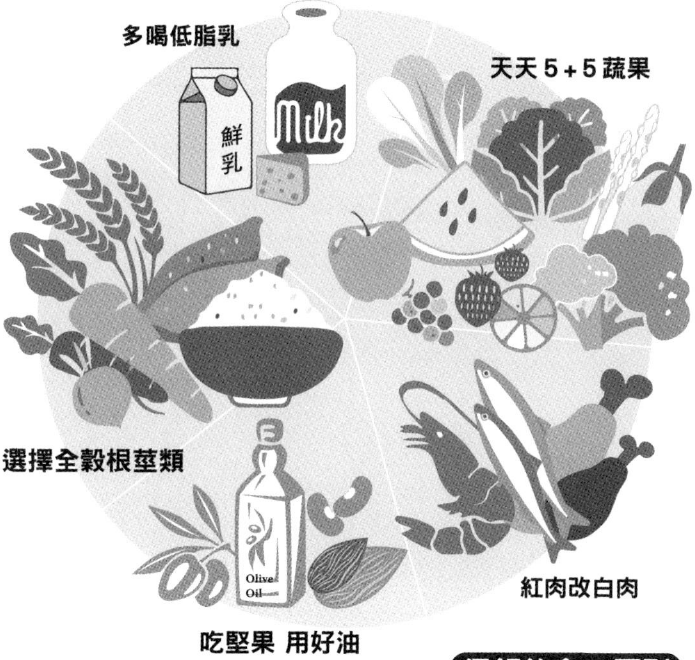
多喝低脂乳
鮮乳
Milk
天天5+5蔬果
選擇全穀根莖類
紅肉改白肉
Olive Oil
吃堅果 用好油
得舒飲食5原則

方法三：勿過量飲酒

首先要說明的是，《二〇一七新版高血壓臨床指引》對於飲酒的建議，基本上是針對那些已經有飲酒習慣的人，限縮他們的飲酒量，找到能夠降低血壓的「每天合理飲酒量」或說標準量（Standard Drink）。

畢竟酒精對於健康的影響雖然向來是研究主題之一，但醫學研究也需顧及倫理道德，不可能讓不會喝酒的人飲酒，藉此研究喝酒對健康的影響，眾所周知，酒精不管如何飲用，都有傷害人體健康的疑慮。

既然有了上述概念，就不該錯誤地認為，研究得到的「標準量」是可以「適量飲酒」的多寡，應該清楚認知，這代表的意思是——超過「標準量」，對身體的健康就有害無益。此一關鍵點相當重要，請讀者不要誤會《二〇一七新版高血壓臨床指引》鼓勵喝酒。

多年研究顯示，每天喝下不超過標準量「十四公克酒精」——大約是一瓶酒精濃度五%的罐裝啤酒、一百五十毫升紅酒，或四十五毫升威士忌

（以酒精度四〇%為準）——對心血管有保護作用。這個標準量適用於男性，女性則必須減半。

再次強調，這個標準量是每天喝酒的「高標」，意即若每天喝酒，每天的飲酒量應以此為限。那要是沒有每天喝酒，一次可以喝多少呢？《二〇一七新版高血壓臨床指引》沒說，我想也沒有標準答案，因為不規則的飲酒無法設計實驗。

總之大抵來說，有喝點酒而沒有酒癮的人，會比完全不喝酒的人長壽些，但這裡的「有喝點酒」，當然不是指每次都喝到爛醉如泥！

方法四：運動

運動可以降低血壓，這是《二〇一七新版高血壓臨床指引》中最精彩的部分，因此我邀請敏盛醫院物理治療師合作，根據《二〇一七新版高血壓臨床指引》設計了一系列低強度運動，讓大家可以照著做，達到降血壓的作用。

這系列運動可分成兩大部分，一是有氧運動，另一是肌耐力訓練。

有氧運動

有氧運動可以提高身體耐力，增加心肺功能，向來是降低高血壓的首選，諸如快走、慢跑、騎自行車、游泳、舞蹈等，都屬於有氧運動。必須特別說明的是，《二〇一七新版高血壓臨床指引》不只建議有氧運動的時間總和要達到每星期九十到一百五十分鐘，而且運動強度要達到一定限度才有效果，書中建議的運動強度是：運動時，心跳要能達到「六五%～七五%儲備心率」（Heart rate reserve，HRR）。

什麼叫儲備心率？這是一九五七年由學者卡佛南（Karvonen）發展出來的，所以也叫「卡佛南方法」。儲備心率的公式是「最高心跳率－靜止心跳率」。每個人的最高心跳率則不盡相同，卡佛南假設以「220－年齡」當作每個人的最高心跳率。

同樣以王先生為例，年紀五十一歲，靜止心跳是六十五跳／分鐘，那麼他的儲備心率就是一〇四跳／分鐘（〔220−51〕−65=104），若以儲備心率七五％來算，他的心跳數要達到一四三（104×0.75+65=143）；若以儲備心率六五％來算，心跳數則要達到一三二左右（104×0.65+65=132.6）。

也就是說，王先生若要達到《二〇一七新版高血壓臨床指引》建議的有氧運動強度，他的心跳至少要達到每分鐘在一三二～一四三跳之間，才算符合要求。

為了方便大家參考，這裡將二十歲到六十九歲成人的有氧運動建議心跳區間整理成表格，橫軸是年紀，縱軸從每分鐘靜止心跳四十五下到每分鐘靜止心跳一百下（以五跳為一單位），方便讀者用自己的年齡對應與查找。先量測自己概略的每分鐘靜止心跳後，查找縱軸，即可找出有氧運動的建議心跳區間。

20～29 歲有氧運動的建議心跳區間

靜止時的每分鐘心跳＼年齡	20 歲	21 歲	22 歲	23 歲	24 歲	25 歲	26 歲	27 歲	28 歲	29 歲
45 跳／分鐘	146～161	145～161	144～160	144～159	143～158	143～158	142～157	141～156	141～155	140～155
50 跳／分鐘	148～163	147～162	146～161	146～160	145～160	144～159	144～158	143～157	142～157	142～156
55 跳／分鐘	149～164	149～163	148～162	147～162	147～161	146～160	145～159	145～159	144～158	143～157
60 跳／分鐘	151～165	150～164	150～163	149～163	148～162	148～161	147～160	146～160	146～159	145～158
65 跳／分鐘	153～166	152～166	151～165	151～165	150～163	150～163	149～162	148～161	148～160	147～160
70 跳／分鐘	155～168	154～167	153～166	153～165	152～165	151～164	151～163	150～162	149～162	149～161
75 跳／分鐘	156～169	156～168	155～167	154～166	154～166	153～165	152～164	152～164	151～163	150～162
80 跳／分鐘	158～170	157～169	157～169	156～168	155～168	155～166	154～166	153～165	153～164	152～163
85 跳／分鐘	160～171	159～171	158～170	158～169	157～168	157～168	156～167	155～166	155～165	154～165
90 跳／分鐘	162～173	161～172	160～171	160～170	159～170	158～169	158～168	157～167	156～167	156～166
95 跳／分鐘	163～174	163～173	162～172	161～172	161～171	160～170	159～169	159～169	158～168	157～167
100 跳／分鐘	165～175	164～174	164～174	163～173	162～172	162～171	161～171	161～170	160～169	159～168

30～39歲有氧運動的建議心跳區間

年齡 靜止時的每分鐘心跳	30歲	31歲	32歲	33歲	34歲	35歲	36歲	37歲	38歲	39歲
45跳／分鐘	139～155	139～153	138～152	137～152	137～151	136～150	135～149	135～149	134～149	133～147
50跳／分鐘	141～155	140～154	140～154	139～153	138～153	138～151	137～151	136～150	136～149	135～148
55跳／分鐘	143～156	142～156	141～155	141～154	140～153	140～153	139～152	138～151	138～150	137～150
60跳／分鐘	145～158	144～157	143～156	143～155	142～155	141～154	141～153	140～152	139～152	139～151
65跳／分鐘	146～159	146～158	145～157	144～157	144～156	143～155	142～155	142～154	141～153	140～152
70跳／分鐘	148～160	147～159	147～159	146～158	145～157	145～156	144～156	143～155	143～154	142～153
75跳／分鐘	150～161	149～161	148～159	148～159	147～158	147～158	146～157	145～156	145～155	144～155
80跳／分鐘	152～163	151～162	150～162	150～161	149～160	148～159	148～158	147～157	146～157	146～156
85跳／分鐘	153～164	153～163	152～162	151～162	151～161	150～160	149～159	149～159	148～158	147～157
90跳／分鐘	155～165	154～164	154～164	153～163	152～162	152～161	151～161	150～160	150～159	149～158
95跳／分鐘	157～166	156～166	155～165	155～164	154～163	154～163	153～162	152～161	152～160	151～160
100跳／分鐘	159～168	158～167	157～166	157～165	156～165	155～164	155～163	154～162	153～162	153～161

40～49 歲有氧運動的建議心跳區間

年齡 靜止時的每分鐘心跳	40 歲	41 歲	42 歲	43 歲	44 歲	45 歲	46 歲	47 歲	48 歲	49 歲
45 跳／分鐘	133～146	132～146	131～145	131～144	130～143	130～143	129～142	128～141	128～140	127～140
50 跳／分鐘	135～148	134～147	133～146	133～145	132～145	131～144	131～143	130～142	129～142	129～141
55 跳／分鐘	136～149	136～148	135～147	134～147	134～146	133～145	132～144	132～144	131～143	130～142
60 跳／分鐘	138～150	137～149	137～149	136～148	135～147	135～146	134～146	133～145	133～144	132～143
65 跳／分鐘	140～151	139～151	138～150	138～149	137～148	137～148	136～147	135～146	135～145	134～145
70 跳／分鐘	142～153	141～152	140～151	140～150	139～150	138～149	138～148	137～147	136～147	136～146
75 跳／分鐘	143～154	143～153	142～152	141～152	140～151	140～150	139～149	139～149	138～148	137～147
80 跳／分鐘	145～155	144～154	144～154	143～153	142～152	142～151	141～151	140～150	140～149	139～148
85 跳／分鐘	147～156	146～156	145～155	145～154	144～153	144～153	143～152	142～151	142～150	141～150
90 跳／分鐘	149～158	148～157	147～156	147～155	146～155	145～154	145～153	144～152	143～152	143～151
95 跳／分鐘	150～159	150～158	149～157	148～157	148～156	147～155	146～154	146～151	145～153	144～152
100 跳／分鐘	152～160	151～159	151～159	150～158	149～157	149～156	148～156	147～155	147～154	146～153

50～59歲有氧運動的建議心跳區間

年齡 靜止時的每分鐘心跳	50歲	51歲	52歲	53歲	54歲	55歲	56歲	57歲	58歲	59歲
45跳／分鐘	126～139	126～138	125～137	124～137	124～136	123～135	122～134	121～134	121～133	120～132
50跳／分鐘	128～140	127～139	127～139	126～138	125～137	125～136	124～136	123～135	123～134	122～133
55跳／分鐘	130～141	129～141	128～140	128～139	127～138	127～138	126～137	125～136	125～135	124～135
60跳／分鐘	132～143	131～142	130～141	130～140	129～140	128～139	128～138	127～137	126～137	126～136
65跳／分鐘	133～144	133～143	132～142	131～141	131～141	130～140	129～139	129～139	128～138	127～137
70跳／分鐘	135～145	134～144	134～143	133～143	132～142	132～141	131～141	130～140	130～139	129～138
75跳／分鐘	137～146	136～146	136～145	135～144	135～143	134～143	133～142	132～141	132～140	131～140
80跳／分鐘	139～148	138～147	137～146	136～145	135～144	135～144	135～143	134～142	133～142	133～141
85跳／分鐘	140～149	140～148	139～147	138～147	138～146	137～145	136～144	136～144	135～143	134～142
90跳／分鐘	142～150	141～149	141～149	140～148	139～148	139～147	138～146	137～145	137～144	136～143
95跳／分鐘	144～152	143～151	142～150	142～149	141～149	141～148	140～147	139～146	138～145	137～144
100跳／分鐘	146～153	145～152	144～151	144～150	143～150	142～149	142～148	141～147	140～147	140～146

60～69歲有氧運動的建議心跳區間

年齡 靜止時的每分鐘心跳	60歲	61歲	62歲	63歲	64歲	65歲	66歲	67歲	68歲	69歲
45跳／分鐘	120～131	119～131	118～130	118～129	117～128	117～128	116～127	115～126	115～126	115～125
50跳／分鐘	122～133	121～132	120～131	120～130	119～130	118～129	118～128	117～127	116～127	116～126
55跳／分鐘	123～134	122～133	122～132	121～132	121～131	120～130	119～129	119～129	118～128	117～127
60跳／分鐘	125～135	124～134	124～134	123～133	122～132	122～131	121～131	120～130	120～129	119～128
65跳／分鐘	127～136	126～136	125～135	125～134	124～133	124～133	123～132	122～131	122～130	121～130
70跳／分鐘	129～138	128～137	127～136	127～136	126～135	125～134	125～133	124～132	123～132	123～131
75跳／分鐘	130～139	130～138	129～137	128～137	128～136	127～135	126～134	126～134	125～133	124～132
80跳／分鐘	132～140	131～139	131～139	130～138	129～137	129～136	128～136	127～135	127～134	126～133
85跳／分鐘	134～141	133～141	132～140	132～139	131～138	131～138	130～137	129～136	129～135	128～135
90跳／分鐘	136～143	135～142	134～141	134～140	133～140	132～139	132～138	131～138	130～137	130～136
95跳／分鐘	137～144	137～143	136～142	135～142	135～141	134～140	133～139	133～139	132～138	131～137
100跳／分鐘	139～145	138～144	138～144	137～143	136～142	136～141	135～141	134～140	134～139	133～138

肌耐力訓練

肌耐力訓練包括「肌力訓練」（Dynamic Resistance）與「肌肉等長收縮訓練」（Isometric resistance）。

《二〇一七新版高血壓臨床指引》建議在有氧運動之外，再做一些肌耐力訓練運動，才能增加降低血壓的功能，因此應該尋求物理治療師或聘請專業健身教練，才能避免受傷，同時達到降低血壓與強健體魄的目標。

如果讀者在飲食與有氧運動方面都已符合《二〇一七新版高血壓臨床指引》的要求，行有餘力且願意挪出時間，也願意花點錢聘請教練，可將下一頁的運動處方交給教練，設計自己專屬的訓練課程。

最後也要提醒，不管《二〇一七新版高血壓臨床指引》如何建議，「快樂且持續運動」、「避免運動傷害」是最高指導原則，否則看了《二〇一七新版高血壓臨床指引》一時興起，卻逃不過三分鐘熱度，尤其是沒有保護自己而受傷，那就真的是得不償失了。

運動類型	肌力訓練	肌肉等長收縮訓練
時　　間	九十～一百五十分鐘／每周	每周三次，維持八～十周
訓練強度	50-80% 1RM*	30-40% MVC**
訓練模式	六個運動，每運動有三組，每組要反覆動作十次	四組兩分鐘的握腕或足部收縮，中間有一分鐘的休息

* 1RM：one-repetition maximum，指設計的動作只能舉起一次的最大重量，須由教練做測試後才能獲得。

** MVC：maximal voluntary contraction，指最大自己收縮出力，也是由專業教練測得。

每天都可做的簡易有氧操

運動設計：物理治療師許庭豪
動作示範：林佳鈞、張又心

有氧運動的目的，主要是藉由身體各部位肌肉進行的有氧代謝，促進呼吸、心臟、循環和肌肉等系統的能力，如果每天都能做這一套簡易有氧操，除了能讓體力變好，也能排除壓力、提升自信心。

由於大肌群訓練是最能夠直接、有效進行的有氧運動，所以這裡介紹的這一套有氧操，六組動作都是針對人體中較主要、較大的肌群。運動與訓練這些肌群不但可以增加日常生活的肌耐力，維持軀幹的穩定度，甚至增加平衡感，讀者也可以根據自己的耐受程度調整運動強度。

運動過程中要注意呼吸頻率，切勿憋氣，以免導致血壓升高，反而造成身體不適。

前舉外展

❖ **次數：**十五次為一組，一天做三組。

❖ **主要運動肌群：**三角肌、胸肌、斜方肌。

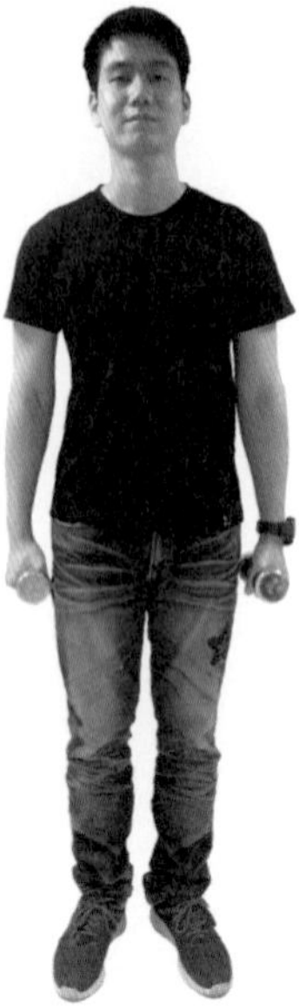

起始姿勢：手拿啞鈴（或用裝滿水的六〇〇毫升寶特瓶代替），自然垂放於身體兩旁。

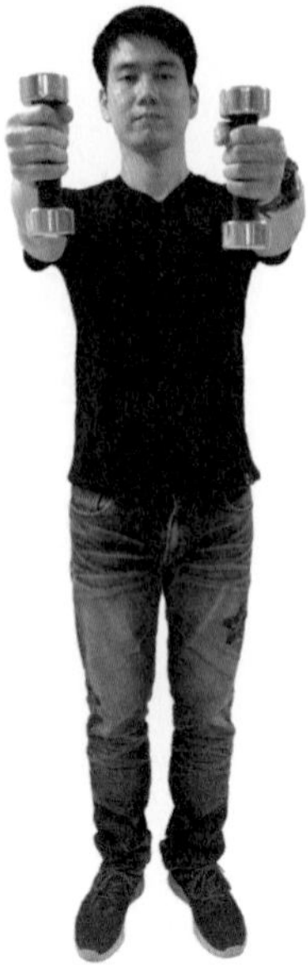

① 雙手向前舉至九十度。

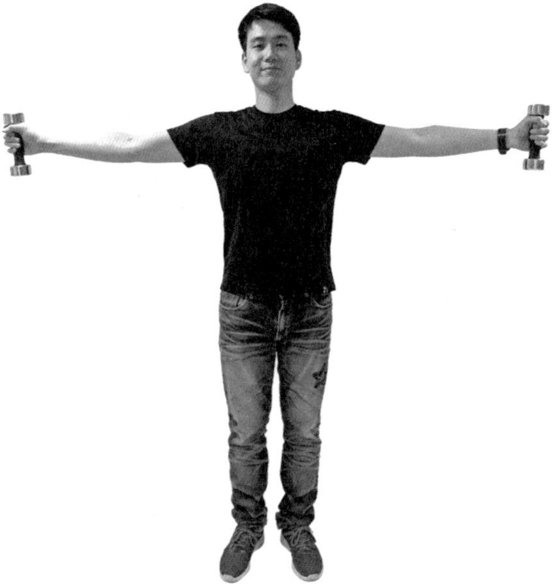

②雙手往外張開至與身體平行。

③回到起始姿勢。這樣是一次。

❖**注意事項：**肩膀不要聳起，手臂保持向前打直。

垂臂深蹲

❖ **次數：**二十次為一組，一天做三組。

❖ **主要運動肌群：**股四頭肌、臀肌。

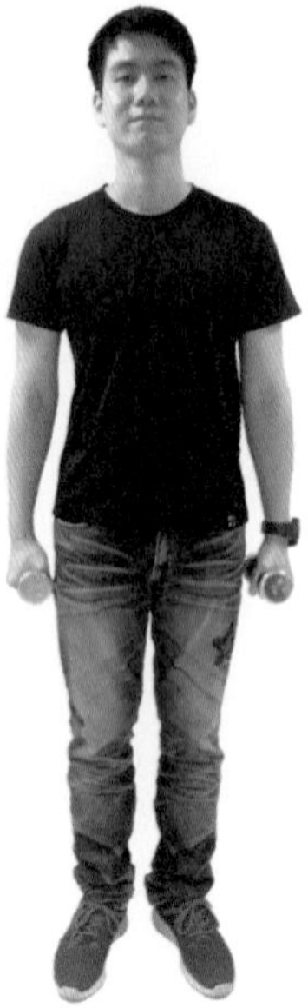

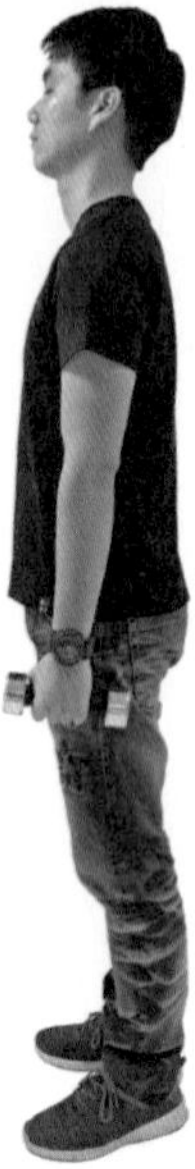

起始姿勢：手拿啞鈴（或用裝滿水的六〇〇毫升寶特瓶代替），自然垂放於身體兩旁。

① 身體垂直地面，腰部不彎曲。

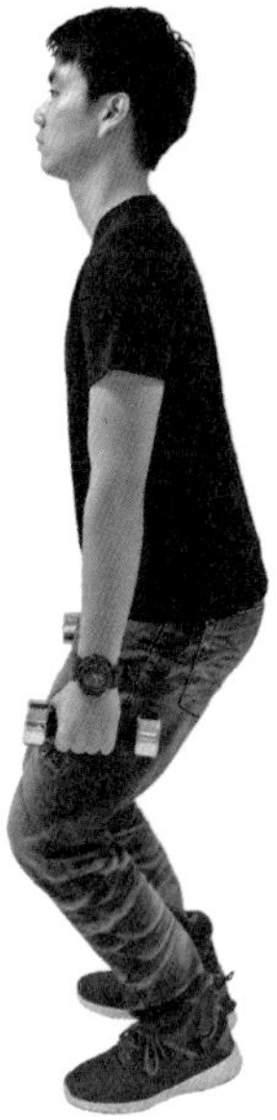

②雙膝微蹲至六十度（膝蓋切勿過彎）。

③回到起始姿勢。這樣是一次。

❖

注意事項：軀幹保持直立，腰部勿前彎。

跨步展胸

❖ **次數：**二十次為一組，一天做三組。

❖ **主要運動肌群：**股四頭肌、臀三角肌、胸斜方肌。

起始姿勢：雙手持啞鈴向前舉至九十度，且左腳前跨，呈弓箭步。

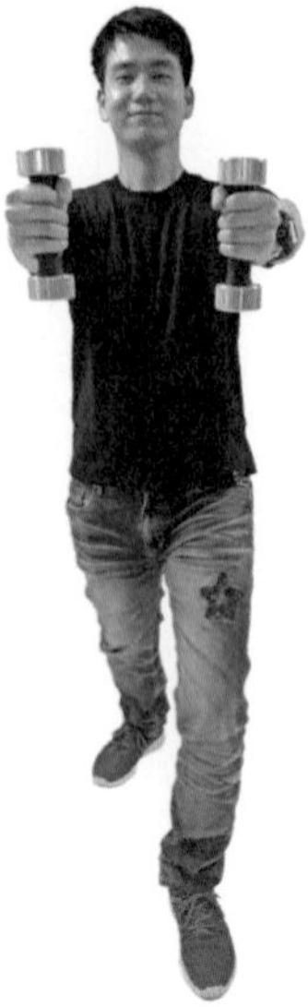

①維持身體平衡，雙手往外張開至與身體平行。

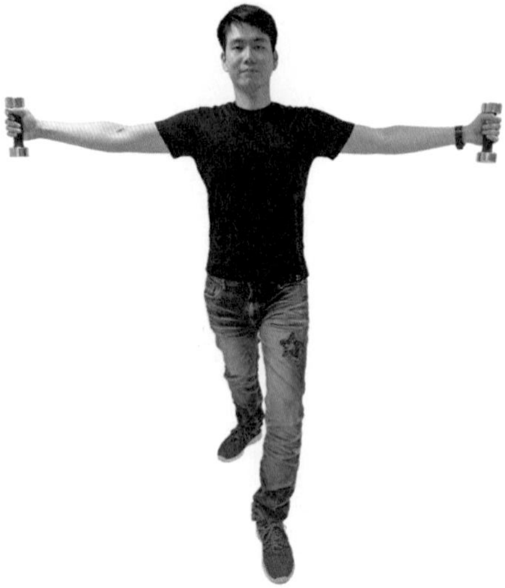

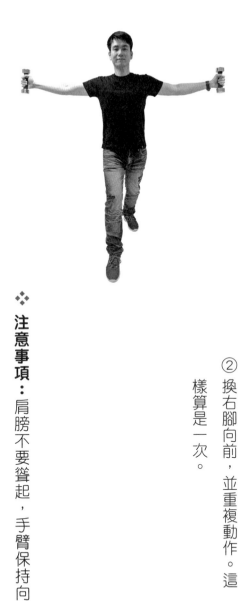

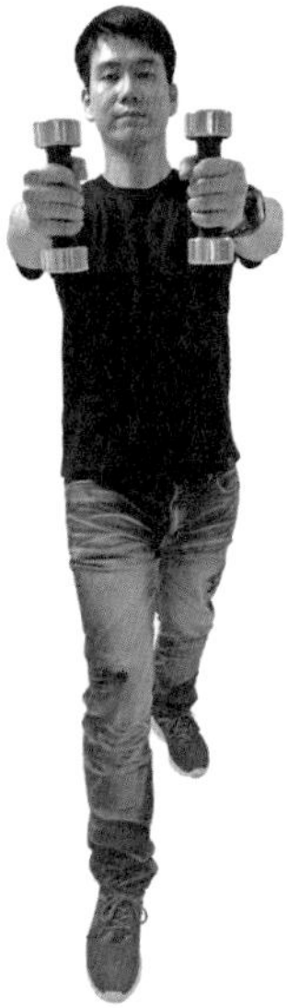

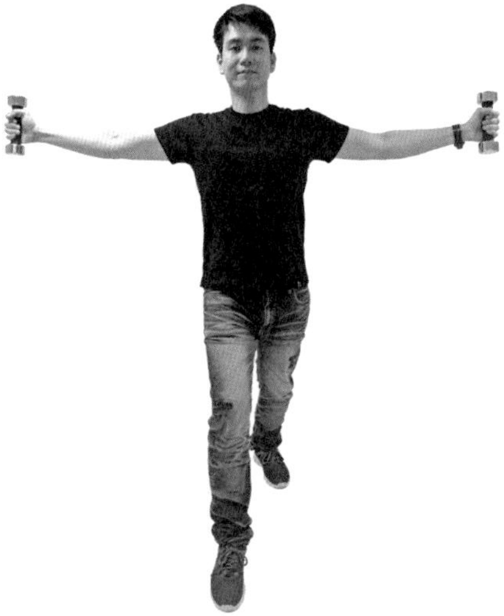

②換右腳向前，並重複動作。這樣算是一次。

❖**注意事項：**肩膀不要聳起，手臂保持向前打直。

直臂上舉

❖ **次數：**十五次為一組，一天做三組。

❖ **主要運動肌群：**肱三頭肌。

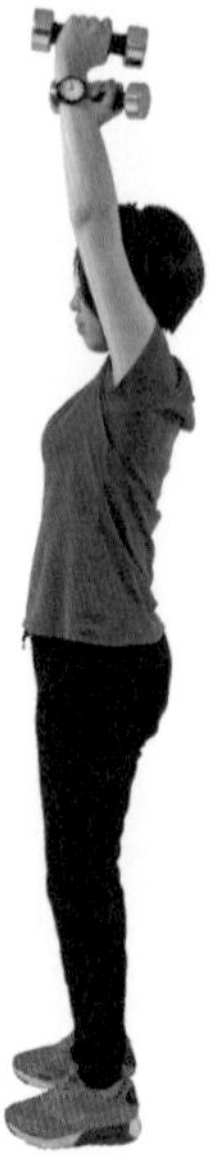

起始姿勢：手拿啞鈴往上舉至頭頂。

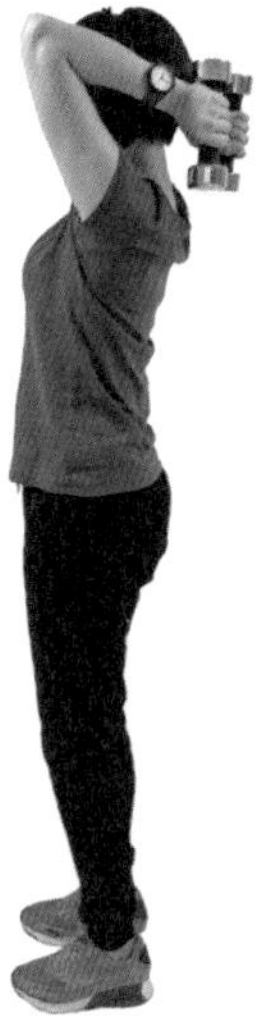

①彎曲手肘至九十度。

②回至起始姿勢。這樣是一次。

❖ **注意事項：**上臂保持向上打直，並維持手肘於正前方，不要向外張開。

旋轉側舉

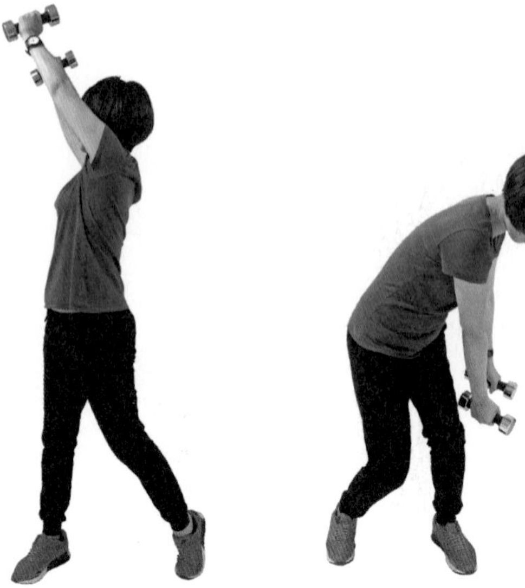

❖ **次數：**十五次為一組，一天做三組。

❖ **主要運動肌群：**三角肌、腹內外斜肌、股四頭肌。

起始姿勢：手拿啞鈴放置左大腿側邊，身體向前、左下旋轉，且雙膝微彎。

① 旋轉並挺起上半身至右側，雙手舉啞鈴至頭頂的右斜上方。維持身體平衡不要晃動。

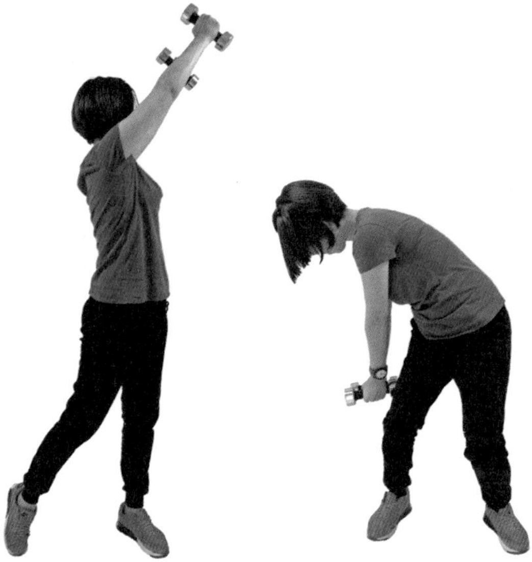

②換對側操作。手拿啞鈴放置右大腿側邊，身體向前、右下旋轉，且雙膝微彎。

③旋轉並挺起上半身至左側，雙手舉啞鈴至頭頂的左斜上方。這樣是一次。

❖**注意事項：**確實做到軀幹旋轉，手臂必須完全打直。

彎膝抬腿

❖ **次數：**十五次為一組，一天做三組。

❖ **主要運動肌群：**腹肌、髂腰內收肌。

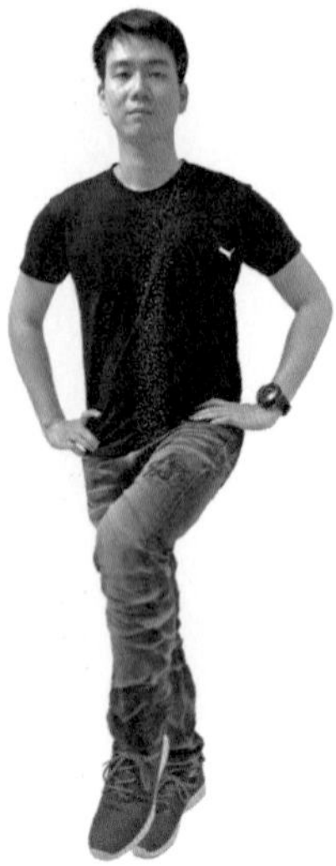

起始姿勢：一側髖關節彎曲至六十度，並往內側夾。

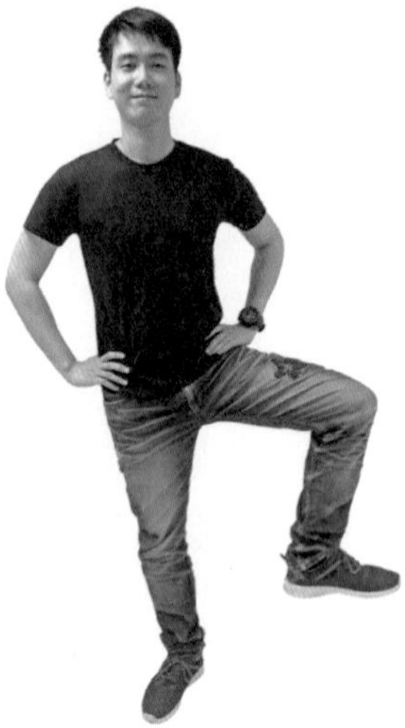

①將抬起的左腳由內往外畫一圈。注意維持平衡。

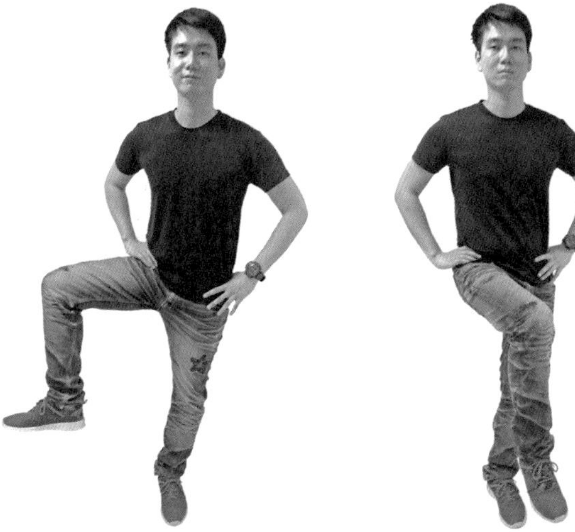

②換抬右腳。

③同樣將右腳由內往外畫一圈。這樣是一次。

❖ **注意事項：**軀幹不要彎曲，大腿在畫圈時保持抬高。

高血壓的藥物治療

對於第二期高血壓患者、第一期高血壓中十年心血管疾病超過一〇%的患者，想治療高血壓就必須加上藥物來控制。

關於這點，醫師是選擇藥物的守門人，病患無法參與決定，但卻必須提醒大家一件更重要的事——雖然病患無權決定使用何種抗高血壓藥物，但是，服用藥物的反應、造成身體的任何不適，都必須盡早回診，告知開立藥物的醫師，不要自行任意減少服用劑量或停藥，或是堅持忍耐著不舒服直到下次回診，因為這些都有可能造成治療不佳或身體的傷害。

在領藥時，務必看一下藥袋上標明的副作用（左頁圖片中藍色線條畫出的部分），若有疑問，最好當場詢問藥師。

此外，高血壓藥不是「仙丹」，一服立刻見效，剛開始吃藥時造成的血壓不穩定毋須太過驚慌，這是正常現象，也是醫師調整用藥的重要依據。如果為了血壓數值不好看而造假，不僅會影響治療，若因

用法用量
Instructions

【內服藥】

每日使用一次，早上飯後使用
每次 1 粒，28 天份

藥品名稱 / 含量 / 外觀
Drug Name / Strength / Appearance

發藥量
Quantity
28 tab

商品名：DIOVAN 80mg
學　名：Valsartan
中文名：得安穩
外　觀：粉紅色膜衣錠MVR

主要適應症
Indications

血壓心臟用藥

常見副作用
Common Side Effects

腹痛　背痛

特殊用藥指示
Special Precaution

過敏反應　呼吸困難請立即回診

此發生副作用，吃虧的還是患者自己。

一三六頁到一四九頁的表格是我整理的高血壓常見用藥，其中的「學名」即藥物成分名稱，「商品名」則是各家藥廠為了市場辨識而取的，其實都是同一成分。就像很多餐廳都有湯包，因此湯包是「學名」，但「鼎泰豐」、「點水樓」和「上海邵師父」就是「商品名」了。

由於此處整理的資料比較簡單，讀者若對自己的藥物有任何疑問，請向藥師進一步徵詢，甚至索取仿單細看。

另外，目前還有一些明星用藥，大抵為複方產品，意即一顆藥丸中有兩種或兩種以上的成分，設計的原意是希望藥物的效能可以加乘降血壓的作用，同時減少副作用，通常為二線用藥。整理如左表。

高血壓常見用藥（複方）一覽表

藥物群組	商品名
利尿劑＋ 血管收縮素轉化酶抑制劑	Co-Diovan Co-Tareg Kovan Co-Aprovel Hyzaar
鈣離子阻斷劑＋利尿劑	Amturnide Co-Rasilez Rasilamolo
鈣離子阻斷劑＋ 血管收縮素轉化抑制劑	Sevikar Exforge Twynsta Unisia
鈣離子阻斷劑＋利尿劑＋ 血管收縮素轉化酶抑制劑	Exforge HCT Sevikar HCT Dafiro HCT

商品名	常見反應及副作用
Chlotozide	1. 腸胃道副作用（噁心、口乾舌燥、厭食、脹氣） 2. 電解質不平衡造成的肌肉不適 3. 因快速移動身體造成的「姿勢性低血壓」 4. 痛風、糖尿病患者要謹防病情惡化
Dihydrodiazid Dichlotride Dithiazide Hychlozide Hydrochlorothazide	
Metoz Metozone Mykyo Zaroxolyn	
Fludex Iloka Nakamide Natrilix	
Furide Lasix Nadis Rasitil	1. 嚴重脫水及電解質不平衡的虛脫 2. 食欲不振、口乾舌燥、腸胃不適 3. 肌肉痙攣 4. 糖尿病、肝功能不佳患者要注意病情變化
Burinex Busix Bunide Urenide	

高血壓常見用藥一覽表

藥物群組	學名
利尿劑	
① 噻嗪類利尿劑（Thiazides）	(1) chlorothiazide
	(2) Hydrochlorothazide
	(3) Metolazone
	(4) Indapamide
② 亨利氏環利尿劑（Diuretics-loop）	(1) Furosemide
	(2) Bumetanide

<table>
<tr><th>商品名</th><th>常見反應及副作用</th></tr>
<tr><td>Cibacen
Lotensin</td><td rowspan="7">1. 乾咳、姿態性低血壓、腸胃不適症狀、下肢水腫、血管水腫，甚至呼吸困難
2. 容易造成高血鉀症，要抽血檢測以避免致命
3. 腎功能不全患者要小心病情惡化
4. 懷孕期避免使用</td></tr>
<tr><td>Apuzin
Capadon
Calatec
Capoten
Captopri</td></tr>
<tr><td>Enalatec
Enapril
Landing
Kintec
Sintec</td></tr>
<tr><td>Fonosil
Forsine
Monopril</td></tr>
<tr><td>Genopril
Lisipril
Lisinopril
Noprisil
Zestril</td></tr>
<tr><td>Accupril</td></tr>
<tr><td>Maxipril
Ramey
Sipo
Syntace
Tritace</td></tr>
</table>

藥物群組	學名
血管收縮素轉化酶抑制劑（ACE inhibitors）	(1) Benazepril
	(2) Captopril
	(3) Enalapril
	(4) Fosinopril
	(5) Lisinopril
	(6) Quinapril
	(7) Ramipril

<table>
<tr><th>商品名</th><th>常見反應及副作用</th></tr>
<tr><td>Edarbi</td><td rowspan="7">1. 急性低血壓、腸胃不適、電解質不平衡、高血鉀症
2. 腎功能不全患者必須注意變化
3. 懷孕中避免使用
4. 若曾經吃 ACEI 有血管水腫者要避免使用</td></tr>
<tr><td>Blopress
Candis
Zysar</td></tr>
<tr><td>Aprovel
Aprotan
Heipo
Ibesaa
Irbetan</td></tr>
<tr><td>Cosar
Cozaar
Losartan
Sluxdin
Zosaa
Zosatan</td></tr>
<tr><td>Eusartan
Olmesardin
Olsaa
Olmetec
Sevikar</td></tr>
<tr><td>Micardis
Telcard
Tesaa</td></tr>
<tr><td>Diovan
Ditan
Tareg
Vosaa
Valsart</td></tr>
</table>

藥物群組	學名
血管收縮阻斷劑（ARBs）	(1) Azilsartan
	(2) Candesartan
	(3) Irbesartan
	(4) Losartan
	(5) Olmesartan
	(6) Telmisartan
	(7) Valsartan

商品名	常見反應及副作用
Amndiline Amopine Amilo Norvasc Nova	常見下肢水腫、臉潮紅、無力感、噁心、便祕、心跳加快
Felpin Felodipine Plendil Polo SR	
Cadibrain Coponent Dynacirc SRO Holdipine Perdipine	
Lerka Lercandipine Lerpin Mylan Zanidip	
Cadibrain Coponent Holdipine Perdipine	
Adalat OROS Adalat Atanaal Nedipin Nifecardia	
Sular Syscor	

藥物群組	學名
鈣離子阻斷劑－二氫吡啶類（CCB-dihydropyridines）	(1) Amlodipine
	(2) Felodipine
	(3) Isradipine
	(4) Lercadipine
	(5) Nicardipine
	(6) Nifedipine
	(7) Nisoldipine

<table>
<tr><th>商品名</th><th>常見反應及副作用</th></tr>
<tr><td>Cartil
Diltelan
Diltiazem
Herbesser
Progor</td><td rowspan="2">1. 低血壓
2. 極度心跳過慢
3. 頭痛
4. 潮紅
5. 搔癢</td></tr>
<tr><td>Cintsu S.C
Isomil S.C
Isoptin
Napamil SR.
Verapamil</td></tr>
<tr><td>Dophilin
Doxaben
Doxacor
Doxter
Saxobin</td><td rowspan="3">1. 暈眩
2. 胸部不適、呼吸困難
3. 老年人常見姿勢性低血壓
4. 常用於攝護腺肥大患者</td></tr>
<tr><td>Damin
Minipress
Minison
Nipress</td></tr>
<tr><td>Conmy
Hytrin
Teloswin
Terazosin</td></tr>
</table>

藥物群組	學名
鈣離子阻斷劑－非二氫吡啶類（CCB-nondihydropyridines）	(1) Diltiazem
	(2) Verapamil
α-1 阻斷劑（Alpha-1 blockers）	(1) Doxazosin
	(2) Prozosin
	(3) Terazosin

<table>
<tr><th>商品名</th><th>常見反應及副作用</th></tr>
<tr><td></td><td></td></tr>
<tr><td>Atehexal
Atelon
Cardiolite
Mirobet
Tenol
Tenormin</td><td rowspan="7">1. 心跳變慢、低血壓疲憊無力
2. 不能用於氣喘或慢性肺氣腫患者
3. 用於糖尿病患者要小心，會遮蔽低血糖作用
4. 不可忽然停藥</td></tr>
<tr><td>Betac
Betarun
Kerlone</td></tr>
<tr><td>Betacor
Bisol
Concor
Sinbisol</td></tr>
<tr><td>Betaloc Zok
Betapress
Denex
Metol</td></tr>
<tr><td>Bystolic
Nebilet</td></tr>
<tr><td>Corgard</td></tr>
<tr><td>Cardiolol
Inderal
Pranol
Propranolol</td></tr>
</table>

藥物群組	學名
β - 阻斷劑	
①具心臟選擇性（Beta blockers—cardioselective）	(1) Atenolol
	(2) Betaxolol
	(3) Bisoprolol
	(4) Metoprolol
②心臟選擇性且有血管放鬆作用（Beta blockers-cardioselective and vasodilatory）	Nibivolo
③無心臟選擇性（Beta blockers-noncardioselec tive）	(1) Nadolol
	(2) Propranolol

<table>
<tr><th>商品名</th><th>常見反應及副作用</th></tr>
<tr><td>Abutol
Acebol
Sectral
Sincer</td><td rowspan="6">1. 心跳變慢、低血壓疲憊無力
2. 不能用於氣喘或慢性肺氣腫患者
3. 用於糖尿病患者要小心，會遮蔽低血糖作用
4. 不可忽然停藥</td></tr>
<tr><td>Catacor
Cystarol
Mikelan</td></tr>
<tr><td>Betapressin
Blocotin
Ipobar</td></tr>
<tr><td>Pindol
Pindolol</td></tr>
<tr><td>Carbvedil
Cardilol
Dilatrend
Syntrend</td></tr>
<tr><td>Betarl
Trandate
Labtal
Latol</td></tr>
</table>

藥物群組	學名
④具有內源性擬交感神經活性（Beta blockers-intrinsic sympathomim etic activity）	(1) Acebutolol
	(2) Carteolol
	(3) Penbutolol
	(4) Pindolol
⑤合併具有 α- 阻斷劑作用（Beta blockers-combined alpha-and beta-receptor）	(1) Carvedilol
	(2) Labetalol

蘇醫師的叮嚀

✤ 不管有無高血壓，調整生活形態，再加上適度的運動與適當的飲食，都是減少心血管疾病發生的重要方法。

✤ 得舒飲食適用大多數的人，但是慢性病患者必須小心，請先徵詢專業營養師的意見。

✤ 運動要有熱情，不要盲從與三分鐘熱度。

✤ 選擇用何種藥物治療高血壓是醫師的責任，但回報治療成果及有無任何不適則是病人的義務。

✤任何藥物都不是仙丹，原廠藥也不是藥效的保證。適合治療你的高血壓情況，而且沒有什麼惱人副作用的藥物，就是好藥。

第四章

治療高血壓時，可能遭遇的病況

有鑑於高血壓不是單獨存在的疾病，第四章主要是將《二〇一七新版高血壓臨床指引》中在治療時可能出現的病況，做一整理，挑出較簡單卻重要的議題向大家說明，用意是加強高血壓治療的概念，並給有相關病況的人做為參考依據，避免對醫師的治療過程有所誤解。

然而，由於這部分觸及的層面較為深入，為了盡可能寫得淺顯易懂，某些讀者可能會覺得沒有搔到癢處。在這裡誠摯地希望，有需要的人能夠勇於向自己的主治醫師提問，如此才能促進正向的醫病關係，也是對自己負責任的表現。

首先，左頁的表格整理了高血壓治療可能遭遇的狀況中，關於高血壓定義與有效控制的標準。接下來，我們也會一一詳細說明。

高血壓治療的可能病況與控制目標

臨床病況	高血壓定義	治療目標
十年心血管疾病發生率≧ 10%	≧ 130/80mmHg	＜ 130/80mmHg
十年心血管疾病發生率＜ 10%	≧ 140/90mmHg	＜ 130/80mmHg
老年人（≧65歲）	收縮壓≧ 130mmHg	＜ 130mmHg
糖尿病	≧ 130/80mmHg	＜ 130/80mmHg
慢性腎功能不全	≧ 130/80mmHg	＜ 130/80mmHg

高血壓急症

什麼叫做高血壓急症（Hypertensive Crises–Emergencies and Urgencies）？根據《二〇一七新版高血壓臨床指引》的定義，是指患者的血壓高於180／120 mmHg，合併有「標的器官」（Target organ）的傷害。根據研究，這類病患如果放著不處理，一年內的死亡率高達七九％，平均存活率只有十・四個月。

而這之中最重要的議題是——什麼樣的情況需要醫療的緊急介入處置？意即患者到醫院掛急診，接受快速的降血壓口服治療或點滴治療。但我們必須先談一談，何謂「標的器官的傷害」。

所謂標的器官的傷害，乃是因為高血壓所造成的心血管併發症，也就是腦、心、腎等重要器官損傷，常見的有高血壓腦病變（神智不清及昏迷）、腦出血、腦血管栓塞中風、急性心肌梗塞、急性左心室功能衰竭併肺血腫、不穩定型心絞痛、主動脈瘤剝離*、急性腎衰竭及子癲症†。

一看到這麼多醫學名詞，讀者們想必覺得頭大，但《二〇一七新版高血壓臨床指引》很清楚地告訴大家，這類標的器官已受到傷害的病人，大多已送入急診室了，高血壓只是急診醫師處置他們的急症時收到的「額外

---

* 主動脈瘤剝離（aortic aneurysm dissecting）：這裡的「瘤」不是惡性組織，指的是主動脈由於品質因素（如鈣化、年紀大）或長期高血壓所造成的膨大（dilation）。如果放任不管使其日益膨大，之後承受不住壓力而裂開時，就叫剝離（dissecting），死亡率相當高。

† 子癲症（eclampsia）：指懷孕二十週後出現高血壓、蛋白尿等情況的患者，伴有抽筋、溶血肝功能異常、血小板數目過低等危急狀況。

禮物」。如果是在門診時看到血壓高於180／120mmHg的患者，通常沒有什麼症狀，需要的是好好勸說他們遵從醫囑。

我個人的行醫經驗和《二〇一七新版高血壓臨床指引》描述的一樣，門診時看到血壓高於180／120mmHg的患者，服藥規矩往往很差，大多是知道自己有高血壓，卻不斷逃避、不想吃藥的人。這些人多半有一個錯誤觀念，深怕一旦開始吃高血壓藥，就會一輩子無法斷藥，因此不願意遵從醫囑。他們只是每隔一段時間就來醫院看診，彷彿「告解」一般，向醫師懺悔之後，領藥回家吃了幾次，又把藥丟在一旁。

我經常用來說服患者的話是「**吃藥的時間長短不重要，吃藥的效果有沒有出來才重要**」，如果放任血壓升高，只因為害怕一輩子吃藥，死神早早找上門也不足為奇！

當然，我同時也會鼓勵患者，告訴他們血壓藥的劑量其實是「浮動的」，天氣熱、減肥後、勤做運動、維持良好的生活習慣等，都能降低服藥劑量，要是情況好轉，甚至可以不用吃藥，這才是正確面對高血壓藥物的心態。

我願意很負責地在這裡告訴各位，不只是說服患者，包括我自己在內，在高血壓邊緣徘徊的我們，都可以因為「非藥物降血壓」的方法，讓自己的血壓恢復到不需要吃藥的範圍。

目前沒有任何一篇大型研究能夠證實，高血壓急症用哪些藥物治療，或是用什麼治療可以降低死亡率與併發症。不過，這些在鬼門關前被拉回來的病人，如果加上減輕其急症病況的處置，如手術、洗腎等，非常有機會能穩穩當當地繼續生活下去。更有文獻清楚指出，若患者之後可以配合高血壓治療、達到應有的目標，再次發生標的器官損傷的機率絕對會降低，即便再次發生，年限也會比不受控制的人延長許多。

總之，不好好控制血壓、又不肯好好吃藥的患者，真的沒有理由怪死神找上門！

老年人與失智症

這裡所談的老年人，指的是年紀超過六十五歲的人。

舊版《高血壓臨床指引》原本將老年人的高血壓定義為150／90 mmHg，但這個族群的高血壓與十年心血管疾病發生率相當高，近年幾個大型隨機研究發現，若因為年紀增加而放寬高血壓標準，反而是害了他們，無法幫助他們降低心血管疾病的發生率。

年紀大的高血壓患者多數伴有多重疾病，常常讓主治醫師們感到相當棘手，往往得多費心思考量藥物的交互作用，以及因為服用藥物種類太多而造成吃錯藥的情形。畢竟忘了吃藥不見得有嚴重壞處，但誤食藥物，甚至過量服用，不僅無法產生療效，更可能引發煩人的副作用。

臨床上，醫師得考量藥物副作用對於年長患者的影響，尤其是「姿勢性低血壓」（Postural Hypotension，指因動作改變造成血壓驟降），常會讓他們因為暈眩而倒地受傷，甚至造成骨折。

撇開上述顧慮，老年人若能在安全的環境下正確用藥，新的研究顯示，他們的治療標準與一般人不應該有什麼不同。

值得一提的是，老年人的舒張壓可能會隨著年紀而降低（我的解釋是主動脈瓣因為年紀大而擴張，不再那麼緊實了），因此高血壓的控制是以收縮壓為主，如果能夠控制收縮壓在130 mmHg 以下，心血管疾病發生率也會跟著降低。

伴隨老人家可能發生的失智，《二〇一七新版高血壓臨床指引》也整理了降低血壓能否降低失智可能性的研究。目前為止的文獻發現，降低血壓似乎有預防失智的趨勢，不過這僅限於小型或非隨機的研究，還不能妄下定論，仍需日後投入更多心力與研究。我則對這點抱持審慎樂觀的態度，因為人口老化在許多國家是不可避免的趨勢，可供研究的年長者不虞匱乏，絕對能期待更多的研究結果出爐。

總之，老年人高血壓的控制，所處環境比血壓數字更重要，要求血壓達到治療範圍內時，他們的合併疾病，以及能否嚴密監控服藥後的反應，才是醫師和家屬最重要的課題，「放牛吃草」絕對弊多於利。另外，老年人也必須放下逞強的心態，尋求家屬合作，才能達到醫師、病患和家屬的三贏局面。

糖尿病患者

糖尿病患者通常伴有八〇%的高血壓人口，文獻指出，這點在任何年齡層都一樣，至少二倍多於沒有糖尿病的患者。這類患者的高血壓特色是，心血管疾病發生率相當高。因此也能預知，若血壓控制達到標準，中風、洗腎、心肌梗塞等併發症的比率都會隨之降低。

目前有些大型研究似乎想讓糖尿病患者的收縮壓控制在120 mmHg以內，卻沒有確定的療效。畢竟這類患者是屬於較難控制高血壓的病人，通常需要多種藥物治療，怕的是低血壓的副作用有時和低血糖的症狀相似。舉例來說，低血壓有時候會讓患者的腎功能下降，這也是降低高血壓治療必須負擔的風險，因此目前糖尿病患者的高血壓治療仍是以達到130／80 mmHg 以下為目標。

慢性腎功能不全

高血壓是慢性腎功能不全患者最常見的合併症，文獻報告有六七%到九二%不等，隨著血壓指數升高，表示腎功能已經「日薄西山」，病人已瀕臨洗腎的可能，因此高血壓控制的另一個重要目的，就是希望能夠延緩腎功能的下降。

針對慢性腎功能不全的患者，目前的高血壓研究沒有大型的隨機臨床結果可供追隨，《二〇一七新版高血壓臨床指引》提到，有些學者提出了比較嚴苛的治療標準，雖然能降低心血管疾病的發生率，卻無法降低洗腎的風險，因此這類患者治療高血壓的標準也和一般人無異。

臨床上，慢性腎功能不全的病人若是蛋白尿*嚴重，選擇藥物時應特別當心，所以他們大多在腎臟科門診與追蹤，而非心臟科門診。此外，這類患者也必須多多配合，醫師才能在患者的血壓控制與腎功能的夾縫中找到平衡點。

* 指二十四小時的小便收集中，尿液裡有大於三百毫克的白蛋白。

心房顫動

心房顫動（Atrial fibrillation，簡稱ＡＦ）是老人家常見的病症。根據學者凱斯特勒（Kistler）的調查，超過六十五歲以上的族群裡，有三到四%的人有心房顫動的問題，我們可以據此認定心房顫動和高血壓是一對「難兄難弟」，常常依偎在一起。研究顯示，不管是什麼年齡層，兩者合併發生的機率都居高不下。也因此，二〇一四年美國心臟學會公布的心房顫動治療指引提到，八〇%的心房顫動患者也有高血壓，並不讓人意外。

對於心房顫動患者而言，高血壓是個十分有害的因子，因為它會造成患者左心室肥大，心臟的舒張功能降低、心房肥大，以及心律傳導的阻滯，讓心臟功能走下坡，最後掉入心衰竭的泥沼。

心房顫動患者由於心律不整，常常會讓心臟內產生血栓，之後隨著心跳打出，造成身體器官的「中風」。諸如腦中風、眼中風、腸中風、腿中風等，都是因為血栓造成了血流阻滯，破壞各器官應有的功能而導致。因此心房顫動病人除了矯正心律，也必須考慮是否加上抗凝血劑。

由於抗凝血劑的使用具有一定的風險，所以醫師要針對心房顫動患者使用抗凝血劑時，也有一定的參考指引。目前臨床上的依據有兩個，一是 CHADS$_2$ 加權比分（CHADS$_2$ Score），一是 CHA2DS$_2$-VASc 加權比分（CHA2DS$_2$-VASc Score）。

CHADS$_2$ 加權比分在二〇〇一年由學者蓋吉（Brian F. Gage）醫師領銜發布，是統計美國一千七百七十三位心房顫動患者後得到的結果，其中C代表心衰竭（Congestive Heart failure），H代表高血壓（Hypertension），A代表年紀（Age），D代表糖尿病（Diabetes），S_2代表兩種中風的形式

（中風及短暫腦缺血＊），其加權比分見表一。再將各分數相加，即可得到一個總分，由此估算每年的中風比率，如表二。

表一

臨床表現	$CHADS_2$ 分數
心衰竭	1
高血壓	1
年紀≧七十五歲	1
糖尿病	1
中風／短暫腦缺血	2

表二

$CHADS_2$ 總分	每年中風百分比
0	1.9 %
1	2.8 %
2	4.0 %
3	5.9 %
4	8.5 %
5	12.5 %
6	18.2 %

＊短暫腦缺血（transient ischemic attack）：由於大腦特定部位的血液供應暫時受到阻礙，致使產生了神經系統的功能障礙。一般持續時間少於二十四小時。

臨床上建議，心房顫動病患的 $CHADS_2$ 總分如果是零分，為低風險群組，只需服用阿斯匹靈；總分如果大於一分，為中高風險群組，需口服抗凝血藥。

有鑑於 $CHADS_2$ 加權分數涵蓋的範圍比較小，沒有將其他危險因子考量在內，丹麥的佛萊伯（Leif Friberg）醫師統計了一九九七年到二〇〇〇年全丹麥的資料，發展出 $CHA2DS_2$-VASc 加權比分，將其中年紀大於七十五歲者變成二分，年齡在六十五歲到七十歲者為一分，身體只要有「血栓症」（即前所說血栓打到腦部以外的任何部位）都算入中風，更把女性列入其加權分數，如表三。而據此加總算出的每年中風百分比，請見表四。

臨床建議，心房顫動男性的 $CHA2DS_2$-VASc 總分大於或等於一分，心房顫動女性的 $CHA2DS_2$-VASc 總分大於或等於二分，必須加上抗凝血劑治療。

然而，因為抗凝血劑的「出血」風險也不小，二〇一〇年皮斯特斯

表三

臨床表現	CHA2DS$_2$-VASc 分數
心衰竭	1
高血壓	1
年紀≧七十五歲	2
糖尿病	1
中風／短暫腦缺血／血栓症	2
血管疾病	1
六十五歲～七十四歲	1
女性	1

表四

CHA2DS$_2$-VASc 總分	每年中風百分比
0	0 %
1	1.3 %
2	2.2 %
3	3.2 %
4	4.0 %
5	6.7 %
6	9.8 %
7	9.6 %
8	6.7 %
9	15.2 %

（Ron Pisters）醫師等人統計了歐洲三千九百七十八位病人，提出一套服用抗凝血劑的八項參考分數（HAS-BLED Score）——

HAS-BLED 得到的總分若是超過三分，出血比率高達三．七％，必須審慎考慮是否使用抗凝血劑。不過，要是 CHA_2DS_2-VASc 的總分分析，每年中風機會大於三．七％，醫師仍然會建議患者服用抗凝血劑。

所以說，有心房顫動的高血壓患者，一定要和主治醫師討論是否要加入抗凝血劑的治療，兩害相權取其輕。只有你和醫師互相配合，才能安全使用抗凝血劑，避免「偷雞不著蝕把米」。畢竟不論是給藥不夠增加中風機會，還是治療過當造成出血，都得不償失。

另外一個重要的議題是，沒有心房顫動的高血壓病人，如果能夠好好控制血壓，心房顫動的發生率會減少嗎？《二〇一七新版高血壓臨床指引》對此給予了肯定的回答，而且該結果來自於大型隨機研究後的結論，相信能讓每位接受高血壓藥物治療的患者都吃下定心丸。

HAS-BLED 參考分數

臨床表現	分數
未控制的高血壓，收縮壓＞ 160 mmHg	1
腎功能不全（指洗腎、接受腎臟移植，或血液肌酸酐指數 Cr ＞ 2.26 mg/dL）	1
肝功能不全（指肝硬化，血液總膽紅素〔Total Bilirubin〕大於正常值兩倍以上 *，或麩草醋酸轉胺脢〔GOT 或 AST，Aspartate aminotransferase〕、血清麩胺酸丙酮酸轉氨基酵素〔GPT 或 ALT，Alanine transaminase〕、鹼性磷酸酶〔ALP，Alkaline phosphatase〕大於正常值三倍以上 **）	1
曾經中風	1
曾經大出血，或是有出血傾向	1
抽血得到 INR 的指數（測量抗凝血劑是否使用合宜的數值）追蹤時，其到達治療範圍的次數未達六〇%	1
大於六十五歲	1
酗酒或物質濫用（吸毒等）	1
正在使用止痛劑，或是會造成出血的藥物（抗血小板製劑，如阿斯匹靈、保栓通〔Plavix〕等）	1

各家醫院的正常值不太一樣，底下僅供參考

* 總膽紅素的正常值 ＜ 1.2mg/dL

** GOT：8-40 U/mL ／ GPT：8-40 U/mL ／ ALP：25-110 IU/L

接受全身麻醉的高血壓患者

對於即將接受全身麻醉手術的高血壓患者來說，相信不論是執行手術的醫師或是麻醉醫師，都和患者本人一樣備感壓力，《二〇一七新版高血壓臨床指引》也討論了這種特別情況。

臨床發現，全身麻醉會刺激交感神經，使正常人的血壓升高20～30 mmHg，並讓心跳每分鐘增加十五到二十下；若是未控制好的高血壓患者，血壓甚至可能因此多上升90 mmHg、心跳每分鐘增加四十下。另外，隨著手術的進行，麻醉劑量累積愈多，交感神經系統逐漸被抑制，血壓也會慢慢降低到正常值以下。換言之，連正常人的血壓在全身麻醉時都有劇變，高血壓患者若術前未能穩定控制血壓，危險性顯而易見。

根據舊版《高血壓臨床指引》（JNC6）提出的研究報告顯示，術前血壓若沒有得到控制，大約會在手術後產生三五%的心血管併發症，因此特別建議術前無法將舒張壓控制在110 mmHg 以下的人，延遲手術。至於收縮壓多少以上需要延遲手術，目前沒有定論。

那麼，那些在手術前血壓控制良好的患者呢？《二〇一七新版高血壓臨床指引》告訴我們，其術後的心血管疾病發生率與血壓正常的人無異。這也是身為外科醫師的我特別想奉勸高血壓患者的——配合醫師好好控制血壓，真的是一種負責任的態度。

最重要的提醒是：使用β-阻斷劑的患者，不可貿然停藥（β-阻斷劑請見一四六～一四九頁）。開立藥物雖然是醫師的事，但服用該藥的患者也應有所警覺。根據文獻顯示，忽然停藥並接受手術，往往會在術中造成血壓反彈，導致不良後果。

孕婦

孕婦在高血壓治療中是一個特別的族群，但除非有嚴重的併發症，不然通常會在婦產科門診裡進行追蹤。

談論孕婦的高血壓有兩種層次，一是懷孕前是否已罹患高血壓？另一是產程變化對於血壓可能的影響。

對於懷孕前沒有高血壓的女性來說，基本上不必特別擔心什麼，但若準備懷孕前就已罹患高血壓的女性，為了自己和將來的胎兒健康，有些事應該銘記在心。

最重要的就是必須配合醫師，在準備懷孕以前，將原本的高血壓藥慢慢轉為對胎兒比較無害的藥物，臨床上常使用的抗血壓藥物ACEI及ARB（請見一三八～一四一頁）會毒害胎兒，是絕對禁止在懷孕期間使用的。至於要改成什麼藥物，那是專業醫師的職責，患者應全心全意配合，千萬不要因為改藥後身體不適，又偷偷轉回原來的藥物，後果將不堪設想。

此外，隨著產程的變化，雖然孕婦會定期於婦產科追蹤，但若沒有好好控制高血壓，如氣喘、水腫、意識改變等併發症可能來得又快又急，因此一定要小心監測血壓，不可以隨隨便便。不少文獻已經證實，懷孕期間的血壓控制若能達到應有水準，子癲前症或其他不好的併發症，發生率都會明顯降低。

總之，孕婦的高血壓控制除了藥物，其餘與一般高血壓患者沒有什麼差別，但是隨著臨盆日期的迫近，需強力監控血壓變化，不可掉以輕心，才能給予孕婦與胎兒最順利的結果。

兒童

兒童在高血壓治療中同樣屬於特別族群，除非有嚴重的併發症，不然通常是在小兒科門診裡進行追蹤。

小兒高血壓（此處的小兒是指小於十八歲）比較困難的是定義，因為他們除了需要特別的壓脈帶，其制定高血壓的標準和成人也大異其趣。

二〇〇四年，美國學者大規模統計六萬個十八歲以下孩童後，將所得到的正常血壓分布圖，再配合小兒的年紀、性別和身高三者的對照，獲得了小兒高血壓的定義，分為：

小兒高血壓前期：血壓位於正常小兒高位的九〇%～九五%

小兒第一期高血壓：位於正常人血壓高位的九五%～九九%以上

小兒第二期高血壓：大於第一期病人

讀者若想詳盡了解，可掃描下方QR-Code。

另外，該網站也提到，小兒高血壓的治療方式大抵和成人無異，吃藥標準也一樣，都是在第一期高血壓合併有其他器官（如左心室肥大）變化或疾病，或是確診為第二期高血壓以後，才會給予藥物治療。

值得一提的是，體重過重同樣是小兒高血壓的重要原因之一，《二〇一七新版高血壓臨床指引》建議小兒減重優先於吃藥，家中若有太胖的小孩，我會建議應該也要量量血壓。

最後，舊版《高血壓臨床指引》認為，十四歲以上的小孩，高血壓標準應該與正常人無異，但這點是否廣為小兒科醫師接受？其實仍然未成定數。《二〇一七新版高血壓臨床指引》則說，大規模的「小兒活動血壓測量」已趨完成，即將發布最新的小兒高血壓臨床指引，但截自本書完稿為止，都還沒看到正式的論文發布。

蘇醫師的叮嚀

✤ 高血壓控制可防止標的器官（心血管、腦、腎）損傷，控制不好的高血壓不僅要吃藥一輩子，併發症也多。

✤ 新的研究指示，老年人的高血壓治療已與正常人無異，但更重要的是以收縮壓為準，而且需要醫師、患者、家屬三方配合，免得疾病控制滿分，患者卻因副作用及併發症出事。

✤ 糖尿病、慢性腎功能不全患者的高血壓治療和正常人一樣，但病況變化要考量本身疾病，在相關專科醫師門診控制，才能得到妥善照顧。

✤心房顫動患者的高血壓控制特別重要，尤其要和醫師討論是否使用抗凝血劑治療。

✤單純的高血壓患者若手術前控制好血壓，其手術危險性和正常人無異；若接受非緊急手術前的舒張壓大於110 mmHg，應該考慮延遲手術。

✤準備懷孕的高血壓女性，一定要配合醫師調整藥物，保護自己以及可能到來的胎兒；懷孕的女性不管有沒有高血壓病史，都要勤量血壓。

✤小兒高血壓需要小兒科專家的積極介入，父母與親人不該掉以輕心。此外，肥胖是血壓以外的小兒科重要課題，父母與親人都必須謹記在心。

結語

每年寒流季節，看到新聞報導中的猝死人數，心中總是感慨萬千。自己有幸參與救治心血管疾病的急症患者，事實上，其中甘苦實不足為外人道。經手的病患能活命，甚至延長壽命者，往往只是少數，有太多病人在送醫之前已回天乏術，更遑論那些送來醫院救治卻又併發症纏身、抑鬱而終的可憐人。

而這一切都肇因於我們看不到的「未爆彈」——那些沒有控制好三高的患者，彷彿等著下一波寒流將自己往鬼門關推，這才是猝死者中最大的一部分。

長年從事醫療史的科普寫作，我天真地以為能透過歷史故事傳播正確的醫療觀念，但這段時間下來，卻覺得方向錯了。雖說笑看古今奇觀確實能寓教於樂，其實仍不若寫一本關於疾病預防與控制的書來得有效。因此我整理了《二〇一七新版臨床高血壓指引》的重要內容，把最新的防治高血壓觀念化成簡單易懂的文字，一方面希望能為普羅大眾的健康盡一份心力，一方面也不枉榮獲「金鼎獎」肯定的說故事才能。

我的本意是為了反駁某些似是而非的言論，因為《二〇一七新版臨床高血壓指引》發布後，有人認為「降低高血壓的標準是醫師與藥廠的勾結」，也有人認為「一旦吃了高血壓藥，就要一輩子吃藥」，這些都激起了我完成此書的決心。但不容否認，完整陳述高血壓的各個面向，如歷史觀、治療觀、防治觀，才是我真正的寫作野心，希望能讓讀者好好了解高血壓這個隱形殺手的厲害之處，尤其臺灣已逐漸邁入高齡化社會，如果不正視這個問題，將來的情況只會愈來愈嚴峻。

以美國為例，自一九四八年起就傾國家之力，試圖找出心血管疾病的危險因子，幾十年下來，僅僅高血壓一項就不知耗費了多少人力、物力、財力，目前的成效還有很多努力空間。從一九七六年美國國家追蹤資料會發現，僅僅五一%病患有病識感（awareness），知道自己罹患了高血壓，但二〇一六年已經突破八〇%。可惜的是，接受治療並獲得控制的高血壓病患，二十一世紀後一直在五〇%左右徘徊（見下頁圖），雖然和一九七六年的一〇%相比已經進步很多，但還有很大的進步空間，這也是美國至今每年心血管意外的病例仍然很多的主因。

至於臺灣呢？我想官方資料一定殘缺不全，提高所謂「高血壓得到控制」的比率可能是奢望吧！

以預防醫學的觀點來看，疾病最後一線的「治療」是最耗費時間、人力與金錢的，最前線的「病因預防」，能讓患者逃離疾病的控制，才是最成功的醫療策略，也才符合《黃帝內經》所說：「上醫醫未病，中醫醫欲病，下醫醫已病。」中的上醫之流。

可惜我也是屬於下醫之流，即使手裡救回再多瀕死病患，依然無法在他們未病之前先提供幫助，只希望本書的出版能略盡一己棉薄之力。

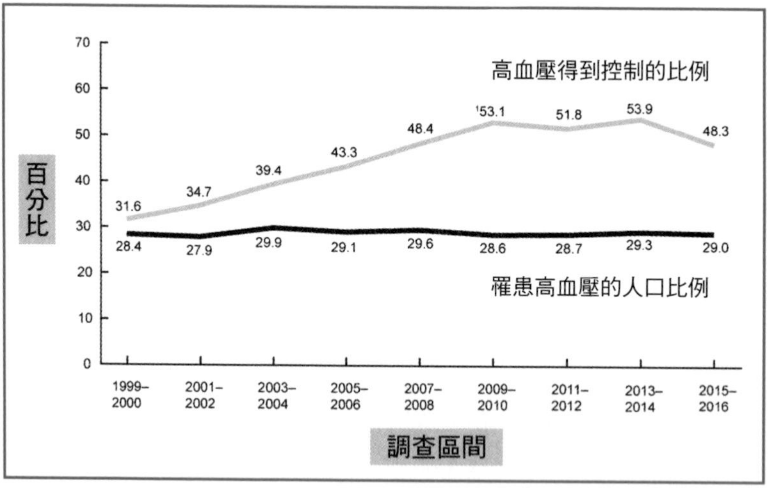

參考資料

導言　血壓小歷史

1. The death of President Franklin Roosevelt, 1945. 可參考www.eyewitnesstohistory.com/fdrdeath.htm
2. 弗雷明翰心臟研究計畫可參酌 www.framinghamheartstudy.org
3. Booth J. A short history of blood pressure measurement. *Proc Royal Soc Med*. 1977; 70:793–799.
4. Fisher JW. The diagnostic value of the sphygmomanometer in examinations for life insurance. *JAMA*. 1914; 63: 1752–1754.
5. Osler W. High blood pressure: its associations, advantages, and disadvantages. *BMJ*. 1912; 2:1173–1177.
6. Kempner W. Treatment of hypertensive vascular disease with rice diet. *Am J Med*. 1948; 4:545–576.
7. Veterans Administration Cooperative Study Group on Anti-hypertensive Agents. Effects of treatment on morbidity in hypertension: results in patients with diastolic blood pressure averaging 115 through 129 mmHg. JAMA. 1967; 202: 1028–1034.
8. Veterans Administration Cooperative Study Group on Anti-hypertensive Agents. Effects of treatment on morbidity in hypertension: II–results in patients with diastolic blood pressure averaging 90 through 114 mmHg. JAMA. 1970; 213: 1143–1152.

9. Joint National Committee on Detection, Evaluation, and Treatment of High Blood Pressure. Report of the Joint National Committee on Detection, Evaluation, and Treatment of High Blood Pressure; a cooperative study. JAMA. 1977; 237: 255–261.
10. Moser M. From JNC1 to JNC 7-What Have We Learned? Progress in Cardiovascular Diseases 48 (5):303-15. March 2006.

第一章　血壓的測量與記錄

1. Pickering, Thomas G.; Hall, John E.; Appel, Lawrence J.; et al. (2005), "Recommendations for Blood Pressure Measurement in Humans and Experimental Animals: Part 1: Blood Pressure Measurement in Humans: A Statement for Professionals From the Subcommittee of Professional and Public Education of the American Heart Association Council on High Blood Pressure Research", *Hypertension*, 45 (5): 142–61
2. Weir MR. In the clinic: hypertension. Ann Intern Med. 2014;161
3. Uhlig K, Balk EM, Patel K, et al. Self-Measured Blood Pressure Monitoring: Comparative Effectiveness. Rockville, MD: Agency for Healthcare Research and Quality (U.S.); 2012.
4. Pickering TG, Shimbo D, Haas D. Ambulatory blood-pressure monitoring. N Engl J Med. 2006;354:2368-74.
5. Dabl Educational Trust. Information on validated blood pressure devices and monitors. Available at: http://www.dableducational.org. Accessed September 17, 2017.

第二章　什麼是高血壓？

1. Lim SS, Vos T, Flaxman AD, et al. A comparative risk assessment of burden of disease and injury attributable to 67 risk factors and risk factor clusters in 21 regions, 1990-2010: a systematic analysis for

the Global Burden of Disease Study 2010. Lancet. 2012;380:2224-60.
2. Ford ES. Trends in mortality from all causes and cardiovascular disease among hypertensive and nonhypertensive adults in the United States. Circulation. 2011;123:1737-44.
3. Egan BM, Li J, Hutchison FN, et al. Hypertension in the United States, 1999 to 2012: progress toward Healthy People 2020 goals. Circulation. 2014;130:1692-9.
4. Gee ME, Campbell N, Sarrafzadegan N, et al. Standards for the uniform reporting of hypertension in adults using population survey data: recommendations from the World Hypertension League Expert Committee. J Clin Hypertens (Greenwich). 2014;16:773-81.
5. Pickering TG, James GD, Boddie C, et al. How common is white coat hypertension? JAMA. 1988;259:225-8.
6. Piper MA, Evans CV, Burda BU, et al. Diagnostic and predictive accuracy of blood pressure screening methods with consideration of rescreening intervals: a systematic review for the U.S. Preventive Services Task Force. Ann Intern Med. 2015;162:192-204.
7. BriasoulisA,AndroulakisE,PallaM,etal.White-coathypertensionandcardiovascularevents:ameta-analysis. J Hypertens. 2016;34:593-9.

第三章 高血壓該如何治療？

1. Svetkey LP, Simons-Morton D,Vollmer WM, etal.Effects of dietary patterns on bloodpressure:subgroupanalysis of the Dietary Approaches to Stop Hypertension (DASH) randomized clinical trial. Arch Intern Med. 1999;159:285- 93.
2. Gu D, Zhao Q, Chen J, etal. Reproducibility of blood pressure responses to dietary sodium and potassium interventions: the GenSalt study. Hypertension. 2013;62:499-505.

3. Influence of weight reduction on blood pressure: a meta-analysis of randomized controlled trials. Hypertension. 2003;42:878-84.
4. Klatsky AL, Gunderson E. Alcohol and hypertension: a review. J Am Soc Hypertens 2008;2:307-17.
5. Stewart SH, Latham PK, Miller PM, etal. Blood pressure reduction during treatment for alcohol dependence: results from the Combining Medications and Behavioral Interventions for Alcoholism (COMBINE) study. Addiction. 2008;103:1622-8.
6. Whelton SP, Chin A, Xin X, etal. Effect of aerobic exercise on blood pressure:a meta-analysis of randomized, controlled trials. Ann Intern Med. 2002;136:493-503.
7. Carlson DJ, Dieberg G, Hess NC, etal. Isometric exercise training for blood pressure management: a systematic review and meta-analysis. Mayo Clin Proc. 2014;89:327-34.

第四章　治療高血壓時，可能遭遇的病況

1. Perez MI, Musini VM. Pharmacological interventions for hypertensive emergencies: a Cochrane systematic review. J Hum Hypertens. 2008;22:596-607.
2. Papadopoulos DP, Sanidas EA, Viniou NA, et al. Cardiovascular hypertensive emergencies. Curr Hypertens Rep. 2015;17:5.
3. Williamson JD, Supiano MA, Applegate WB, et al. Intensive vs standard blood pressure control and cardiovascular disease outcomes in adults aged ≥75 years: a randomized clinical trial. JAMA. 2016;315:2673-82.
4. Wright JT Jr, Williamson JD, Whelton PK, et al. A randomized trial of intensive versus standard blood-pressure control. SPRINT Research Group. N Engl J Med. 2015;373:2103-16.
5. Lv J, Ehteshami P, Sarnak MJ, et al. Effects of intensive blood pressure lowering on the progression of

chronic kidney disease: a systematic review and meta-analysis. CMAJ. 2013;185:949-57.
5. Emdin CA, Rahimi K, Neal B, et al. Blood pressure lowering in type 2 diabetes: a systematic review and meta- analysis. JAMA. 2015; 313:603-15.
6. Xie X, Atkins E, Lv J, et al. Effects of intensive blood pressure lowering on cardiovascular and renal outcomes: updated systematic review and meta-analysis. Lancet. 2016;387:435-43.
7. en.wikipedia.org/wiki/HAS-BLED#cite_note-pmid20299623-1
8. 洪惠風，為什麼心臟病總是突然發作，第十章心臟砰砰亂跳的心房顫動。
9. Wallace AW, Au S, Cason BA. Association of the pattern of use of perioperative β-blockade and postoperative mortality. Anesthesiology. 2010;113:794-805.
10. American College of Obstetricians and Gynecologists, Task Force on Hypertension in Pregnancy. Hypertension in pregnancy. Report of the American College of Obstetricians and Gynecologists' Task Force on Hypertension in Pregnancy. Obstet Gynecol. 2013;122:1122-31.
11. Integrated Guidelines for Cardiovascular Health and Risk Reduction in Children and Adolescents: Summary Report. Bethesda, MD: National Heart, Lung, and Blood Institute, U.S. Department of Health and Human Services; 2012:S1- 44. NIH Publication No. 12-7486.

結語

1. Bromfield SG, Bowling CB, Tanner RM, et al. Trends in hypertension prevalence, awareness, treatment, and control among US adults 80 years and older, 1988-2010. J Clin Hypertens (Greenwich). 2014;16:270-6.
2. 圖片摘譯自 www.cdc.gov/nchs/images/databriefs/251-300/db289_fig5.png

CARE 035

自己的血壓自己救：輕鬆了解最新版高血壓臨床指引

作　者—蘇上豪
運動設計—許庭豪
主　編—邱憶伶
責任編輯—陳詠瑜
封面設計、插畫—李莉君
內頁設計—張靜怡

編輯顧問—李采洪
董 事 長—趙政岷
出 版 者—時報文化出版企業股份有限公司
一〇八〇一九臺北市和平西路三段二四〇號三樓
發行專線—（〇二）二三〇六—六八四二
讀者服務專線—〇八〇〇—二三一—七〇五
（〇二）二三〇四—七一〇三
讀者服務傳真—（〇二）二三〇四—六八五八
郵撥—一九三四四七二四時報文化出版公司
信箱—一〇八九九臺北華江橋郵局第九九信箱
時報悅讀網—http://www.readingtimes.com.tw
電子郵件信箱—newstudy@readingtimes.com.tw
時報出版愛讀者粉絲團—https://www.facebook.com/readingtimes.2
法律顧問—理律法律事務所　陳長文律師、李念祖律師
印　刷—勁達印刷有限公司
初版一刷—二〇一八年七月六日
初版三刷—二〇二三年二月二十三日
定　價—新臺幣二八〇元
（缺頁或破損的書，請寄回更換）

時報文化出版公司成立於一九七五年，
一九九九年股票上櫃公開發行，二〇〇八年脫離中時集團非屬旺中，
以「尊重智慧與創意的文化事業」為信念。

自己的血壓自己救：輕鬆了解最新版高血壓臨床指引／蘇上豪著. -- 初版. -- 臺北市：時報文化, 2018.07
192面；14.8×21公分. --（CARE；35）
ISBN 978-957-13-7459-8（平裝）

1. 高血壓　2. 保健常識

415.382　　107009925

ISBN 978-957-13-7459-8
Printed in Taiwan